知りたい！サイエンス

中西貴之=著

なぜ人はドキドキするのか？
神経伝達物質のしくみ

技術評論社

はじめに

ときめきはどこから来る?

　私たちは、いろいろなことに胸をときめかせます。不意のプレゼントをもらったときや、初めて聴いた曲に感動したとき、初めて入るレストランの重厚な扉の前に立ったとき、美しい本に出会ったときなどです。逆に、不安でドキドキすることもあります。面接に出かけるときや、高いところに上ったとき、新しい企画を出すとき、予定の飛行機に間に合わないかもと思ったときなどです。

　この「ドキドキ」は、どこからくるのでしょう？　人間は37兆個の細胞からできているといいます。さらに、その細胞はなにからできているかといえば、極論すれば細胞膜の中に酵素やミネラルなどが入っているただの袋です。この袋の中身は、いずれも原子がつながってできた分子があるだけです。どこを探しても「生命」や「心」を感じさせるものはありません。

　単なる酵素の入った袋の集合体が、心をときめかせるのはどういうことなのでしょうか。古代エジプトの時代から現代まで、哲学者や科学者たちは「心」の謎の解明に取り組みました。しかし、21世紀の今になっても心がなんなのかはよく分かっていません。

　心のある場所については、心臓にあるという考え方や、内臓にあるという考え方を経て、今は脳にあるとされています。事故などで脳を損傷すると、感情が失われたり、性格が変わったりするという事実があり、おそらく心が脳にあるという意見は正しいのでしょう。ですが、脳がどのように心を生み出しているのかは分かりません。

　現象として見ると、神経細胞という情報処理のための特殊な細胞が、

神経伝達物質という分子をやりとりすることによって、思考や記憶が生み出され、それらが脳のどこかで統合・解析され、その結果として心や感情が生み出されていると考えられます。

神経伝達物質のことを考えていると、いつもグリム童話の「こびととくつや」を思い出します。

ある町にまじめで信心深いおじいさんとおばあさんの靴屋さんがありました。おじいさんの靴はあまり売れていませんでした。ある朝おじいさんが仕事場へいくと、作業台に素敵な靴が出来上がっていました。それから毎朝、素敵な靴が出来上がっているようになりました。その靴はよく売れたのでした。実は、深夜になると小人が現れ、靴を一生懸命に作っていたのです。やがて小人はいなくなるけれど、その後も靴は売れ続け、二人は幸せに暮らしました。

こんなお話です。ここで、靴屋さんを「脳」だとすると、小人は「神経伝達物質」で、出来上がった靴を「心」に例えることができます。つまり、小人（**神経伝達物質**）がせっせと働くことによって、靴屋さん（**脳**）の中で靴（**心**）が作り出され、それによって靴屋さん（おじいさんとおばあさん）は幸せになるのです。普段生活していると気づきませんが、神経伝達物質は、脳にとってとても重要な物質であり、心にも関係してくるのです。

もちろん、どれだけ神経伝達物質（小人）に関する知見を積み重ねても、そう簡単に心は正体を現してくれないでしょう。でも、あえて神経伝達物質にアプローチすることによって、脳の不思議さや心の神秘をいっそう感じることができれば、それは価値のあることなのではないかと思います。

中西貴之

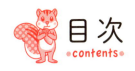
目次 contents

はじめに 3

第1章 ● 神経と脳とは何者なのか? 13

- **1-1** 細胞と細胞の情報伝達 14
- **1-2** 中枢神経を構成する細胞たち
  《ニューロン》 20
- **1-3** 中枢神経を構成する細胞たち
  《オリゴデンドロサイト／シュワン細胞》...23
- **1-4** 中枢神経を構成する細胞たち
  《グリア細胞》 26
- **1-5** 神経ネットワークの中での情報伝達 31
- **1-6** ニューロンの構造とその中で
  生み出される神経伝達物質 39
- **1-7** 神経伝達物質を受け取るのは受容体 41
- **1-8** 科学者は脳と心をどう考えてきたか?........42
- **1-9** なぜ生命はシナプスと神経伝達物質を
  選択したのか? 45

目次 ●contents●

第2章 ● すべては神経伝達物質の創造物 49

- 2-1 こんな小さな分子でさまざまに変化する私たちの心 ... 50
- 2-2 神経伝達物質の一生 ... 59
- 2-3 皮膚で感じたことを脳に伝えるにはどうするか ... 61
- 2-4 光を情報に変えて外界を認識する ... 64
- 2-5 空気の振動をニューロンが音として認識するには ... 68
- 2-6 嗅覚と神経伝達物質 ... 71
- 2-7 神経伝達物質で料理をおいしく ... 73
- 2-8 自律神経の働き ... 74
- 2-9 言語能力は脳の特殊な領域の神経伝達物質で生み出されている ... 76
- 2-10 運動が得意なのも苦手なのも神経伝達物質が原因だった ... 80
- 2-11 心の中の予測を読み取る ... 84

第3章 神経伝達物質による生命の調整 87

- **3-1** 2つの受容体.................................88
- **3-2** 電気シナプス.................................89
- **3-3** ノルアドレナリンが臓器の働きを最適化する.................................92
- **3-4** セロトニンが覚醒させる心.........................95
- **3-5** 運動を調節するドパミン.............................97
- **3-6** アセチルコリンによる全身バランスの調節.................................99
- **3-7** ヒスタミンはアレルギーだけではなかった 摂食の調節.................................102
- **3-8** 興奮させるグルタミン酸、それを抑えるガンマアミノ酪酸.........................104
- **3-9** その他の主な神経伝達物質の働き.........107

目次 ●contents●

第4章 ● こんな人の神経伝達物質は どうなっているのか　111

- **4-1** すぐに忘れる記憶と保存しておく記憶......112
- **4-2** 非常に優れた自伝的記憶をもつ人...........116
- **4-3** 楽しいことをしている人の神経伝達物質..........119
- **4-4** お笑い番組を見て笑い転げているときの神経伝達物質..........122
- **4-5** ギャンブルに依存する人の神経伝達物質..........125
- **4-6** 覚醒剤に依存する人の神経伝達物質......126
- **4-7** パーキンソン病患者の神経伝達物質......127
- **4-8** タバコを吸いたくて仕方がない人の神経伝達物質..........128
- **4-9** 感情を失った人の神経伝達物質............131
- **4-10** 一目惚れしたときの神経伝達物質..........132
- **4-11** ものすごいスポーツ選手の神経伝達物質..........133

4-12 キレる子供たちの神経伝達物質..............135

4-13 犯罪者の神経伝達物質..............137

4-14 手を洗い続ける心配性の人の
神経伝達物質..............139

4-15 緊急事態に陥った人の神経伝達物質......141

4-16 休憩している人の神経伝達物質..............143

4-17 眠くなっている人の神経伝達物質..........145

第5章 ● 食品が神経伝達物質に与える影響　147

5-1 お茶を飲んで神経興奮（カフェイン）......148

5-2 お酒による脳の機能変化
（アルコール）..............152

5-3 肉が食べたくなるのは、セロトニン
不足..............154

5-4 唐辛子がやめられない
（カプサイシン）..............158

5-5 神経活動コントロールイオン（塩）..........161

目次 ●contents●

第6章 ● 神経伝達物質やその受容体に作用する薬　163

- 6-1 抗うつ薬 164
- 6-2 抗てんかん薬 168
- 6-3 抗パーキンソン病薬 170
- 6-4 統合失調症治療薬 173
- 6-5 認知症治療薬 175
- 6-6 重症筋無力症治療薬 180
- 6-7 制吐薬 182
- 6-8 動揺病（乗り物酔い）..................184
- 6-9 双極性障害治療薬 186
- 6-10 抗不安薬 187
- 6-11 麻酔薬 188
- 6-12 筋弛緩薬 190
- 6-13 アルコール依存症治療薬 191

第7章 幸せの青い鳥はどこにいるか　195

- **7-1** 神経系以外の体内情報ネットワークの発見..................196
- **7-2** 幸福は脳のどこにあるの..................197
- **7-3** 人はなぜドキドキするのか（恋愛中の脳の活動）..................198

索引 201

目次 ●contents●

column

血液脳関門	28
アストロサイトの反逆行為?	30
磁気共鳴映像法と超伝導量子干渉素子	44
面倒なことをしてでも安全性を優先する生命	47
「感じる脳」のメカニズムを解明	64
洞窟に住む生物が目を失った理由	67
サッカーのヘディングと脳の損傷	79
じゃんけん必勝システムついに誕生	86
神経伝達物質をコンピューターで代替	90
微生物は電気シナプスを使っている?	91
脳の機能をコンピューターでアシスト	114
楽しいことを他人に伝える伝達物質	121
ネズミも後悔する	140
アドレナリンとノルアドレナリン	142
エタノールの適量を知ろう	154
パーキンソン病の新診断方法	172
アルツハイマー型認知症予防の可能性	178
忘却のメカニズム	179
乗り物酔いの脳科学	185
テトロドトキシンの麻痺作用	189

第 1 章 神経と脳とは何者なのか？

> これ、なんだろ？
> 眼がいっこしかない。
> 火星人かな？？

> お初にお目にかかります。
> わたしがニューロンです。
> あなたのドキドキは、
> 私が作り出しています。

ドキドキ、ハラハラなどの感情は、すべてニューロンのネットワークと、そこを流れる電気信号、さらにはニューロンから放出される神経伝達物質による化学信号の複雑な絡み合いによって、生み出されていると考えられています。
第1章では、ニューロンとはどういうものなのか、ニューロンが情報伝達をするとはどういうことなのか、などなどを解説します。まずは神経科学の世界に入門してみましょう。

1-1 細胞と細胞の情報伝達

神経はなにをしているの？

さっそくですが、なぞなぞです。

「さわって、すり減らせて、とがらせるもの、なぁんだ」

鉛筆ですか？　それも正解かもしれませんね。ですが、ここで答えてほしかったのは「神経」です。

神経にさわるといえば、不愉快でいらだたせることで、神経をすり減らせるといえば、いろいろなことに気を使って疲れることです。神経をとがらせるといえば、必要以上に気配りなどを敏感にすることです。神経質な人といえば、細やかなことに気がつく人というよりは、なんか面倒くさそうな人というイメージが先行してしまうのではないでしょうか。「神経」がつく言葉には、なぜかマイナスのイメージをもつものが多くあります。神経って、そんなに私たちを困らせる存在なのでしょうか？

私たちの体は、神経系によって制御されています。神経系は、臓器、組織、筋肉などの動きや機能を統合するために全身に張りめぐらされていて、そのおかげで、血液循環、呼吸、代謝、消化吸収、排せつなど、すべてが調和して機能することができ、全身の恒常性は保たれています。神経の機能は、中枢から指令を出すだけではありません。五感や皮膚、臓器からの情報を集めて、脳にフィードバックする役目も担います。神経系は、全身の機能を監視しています。

図1-1　全身における神経系

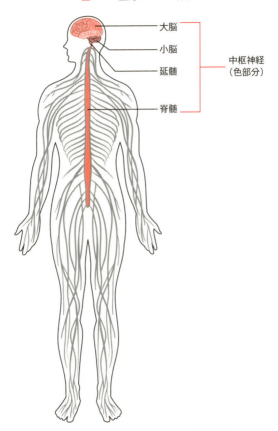

- 大脳
- 小脳
- 延髄
- 脊髄

中枢神経（色部分）

大脳、小脳、中脳、間脳、橋、延髄、脊髄を合わせて中枢神経系といいます。中枢神経系から感覚器や臓器へ末梢神経が伸びています。中枢神経以外を末梢神経といいます。中枢神経は、運動、感覚、自律的な臓器の機能をつかさどり、末梢神経は感覚器や、筋肉、内臓と中枢との間における指令の伝達や情報交換を取りもちます。

第1章 神経と脳とは何者なのか？

中枢神経系と末梢神経系

　神経系は、脳と脊髄からなる中枢神経系と、中枢神経から出て末端へ分布する末梢神経系[注1]に分けられます。末梢神経は、さらに体性神経と自律神経[注2]に分けられます。

　中枢神経系の役目は、末梢神経からの情報を収集して、運動や反射などの指令を出すことです。全神経の中心となります。構造的には、脳と脊髄に分けられます。脊髄は脳から背骨に沿って下半身に伸びています。

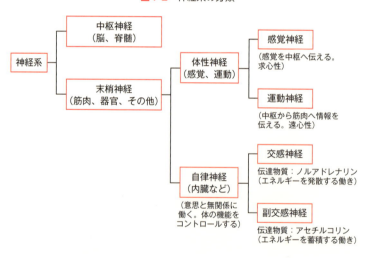

図1-2　神経系の分類

注1　末梢神経：機能的に見れば、脳の一部は末梢神経であると考えます。末梢神経がなければ、脳はその人部分の機能を失ってしまうことになります。

注2　自律神経：自律神経とは、意思とは無関係に全身の機能を支配し、生命維持に必要な機能を無意識のうちに調節してくれている神経系です。これらの無意識の機能を「植物的機能」と呼ぶこともあります。

末梢神経は、臓器や器官と中枢神経系を接続する役目をもちます。末梢神経は、中枢神経からの情報を臓器や組織に伝達したり、骨格筋など末梢部分の情報を中枢へフィードバックしたりします。

　神経系は、一瞬も休むことなく大量の情報を処理しています。この本を読んでいるこの瞬間も、目から入る情報は脳に入り、さまざまな言語処理や記憶処理などが行われています。手から本の重さの情報が入ると、脳から本を適切な位置で一定に保持しようとする情報が出力されます。足を組んでいれば、足の位置関係の情報を収集し、足がしびれてきたら足を組み替えるよう骨格筋に命令を出力します。コーヒーを机の上に置いて読書しているときには、香り（匂い）に関わる情報が入力されます。そのコーヒーを口にしようと思えば、手を的確に動かすための情報が骨格筋に対して出力されます。

神経を役割で分ける

　神経はその機能によって、運動神経、自律神経、感覚神経に細分化されます。運動神経は、大脳と骨格筋を接続していて、足を動かしたり本をもったりするなど筋肉を自分の意志で動かすときに機能します（中枢から筋肉へ伝える）。自律神経は、呼吸、循環、消化など、特に意識しなくても（不随意）自動的に適切に制御されている生命として絶対必要な部分を調節しています。感覚神経は、目、耳、鼻、皮膚などの感覚器が入手した情報を大脳へ伝える役目をもちます（感覚を中枢へ伝える）。

　末梢神経は、体性神経と自律神経からなります。体性神経は、脳から指令を受け、筋肉を動かし、身体の曲げ伸ばしや手足を自在に動かすなどの随意運動を行います。さらに、熱いものに触れたとき瞬間的に

手を引っ込めるような緊急時の反射運動対応は、脳の指令を待つことなく、末梢で独自に判断して筋肉を動かせます。

電車に上りと下りがあるように、神経ネットワークにも情報を伝える方向性があります。運動神経と自律神経は、情報を伝える方向が中枢から末梢に向かっているので、遠心路といいます。感覚神経は、末梢から中枢に向かって情報を伝えるので、求心路といいます。

図1-3　遠心路と求心路

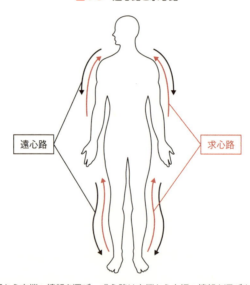

遠心路は中枢から末梢へ情報を運び、求心路は末梢から中枢へ情報を運びます。

 ## 細胞の違い

神経系では、それぞれに役割をもった多くの神経細胞が絡み合って回路を形成しています。

筋肉や肝臓など体を構成する器官では、複数の細胞が密接にくっつ

いて臓器を形成することが普通です。たとえば皮膚は、膨大な数の細胞で全身をおおって、外の環境と体内環境を区分しています。細胞と細胞の間にすき間はありません。もし皮膚の細胞にすき間があれば、体内の水分がすぐに抜け出して身体がひからび、雑菌が簡単に体内に侵入するでしょう。また、血管もたくさんの細胞が集まって形成しています。血管の細胞にすき間があったら血液が流れだして大変なことになります。

ところが、神経系を構成する神経細胞同士は、密着しておらず、細胞と細胞の間にすき間があります。ここが神経系の最大の特徴です。

図1-4 神経細胞とほかの細胞との違い

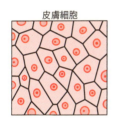
皮膚細胞

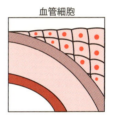
血管細胞

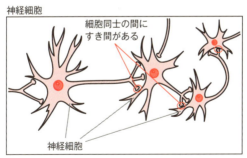
神経細胞

皮膚細胞は、細胞同士がしっかりと密着して平面的に広がっています。血管細胞は、密着した細胞がさらに何層にも積み重なって高い血圧に耐えられるようになっています。一方、神経細胞は、細胞と細胞の間にすき間があります。

神経と神経の間を埋めるもの

　神経細胞と神経細胞の間は離れているので、その間をなんらかの方法でつなぐ必要があります。

　話は変わりますが、瀬戸内海には約700の島が点在しています。その島々を多くの船が行き来して、人や物資を運んでいます。

　ひとつひとつの島を神経細胞とすると、これは神経系とよく似ています。島を行き来する人や物資は、神経細胞を伝わる情報です。そして、島と島を結ぶ船に相当するのが、**神経伝達物質**なのです。神経伝達物質が、神経細胞と神経細胞との間を行き来することで、情報が伝達されるのです。

　本書では神経伝達物質に着目して、神経伝達物質のバリエーションや、それらがどのようにして生み出され、どのようにして情報を伝達するのかを明らかにしていきます。また、神経伝達物質に異常が発生すると私たちの心や体にどんな異変が起きるのかも興味のあるところです。神経伝達物質を、生命の側面、化学の側面、医療の側面から理解していきたいと思います。

1-2　中枢神経を構成する細胞たち《ニューロン》

　神経細胞は、情報伝達のために電気信号を発したり、神経伝達物質を合成したりする機能をもった特別な細胞であり、ニューロンとも呼ばれます。ニューロンの末端部分をシナプスと呼び、ニューロンとニューロン

の間のすき間をシナプス間隙[注3]といいます。1つの神経単位（ニューロン）にシナプスは100個から1万個もあり、その数は定まっていません。1個のニューロンが複数の別のニューロンと互いに接続することによって、非常に複雑な回路が形成されます。

　1個のニューロンは、「細胞体」、「樹状突起」、「軸索」、「神経終末（シナプス）」の4つの部位に区分できます。細胞体には核があり、ニューロン自身が生きていくうえで必要な機能の維持管理を行います。私たちが普通に「細胞」としてイメージするのは細胞体部分のことです。

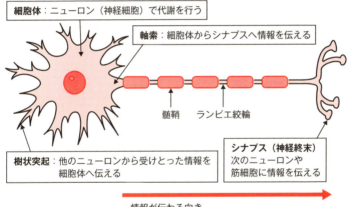

図1-5　神経細胞（ニューロン）の形

ニューロンは、細胞体、樹状突起、軸索、神経終末の4つのパートに分けられます。樹状突起でほかの細胞からの情報を受け取り、神経終末（シナプス）から次の細胞へ情報を伝えます。軸索には髄鞘があります。これは別の神経細胞が軸索に巻きついたもので、情報の伝達を高速にする役目があります。

注3　シナプス間隙：ニューロン同士は直接接しておらず、シナプス間隙で隔てられています。これが確認されたのは1954年のことでした。シナプス間隙は20nm程度と可視光線の波長よりも短く、非常に狭いため、光学顕微鏡では確認できません。このため、シナプス間隙の確認には電子顕微鏡の発明を待たなければなりませんでした。

第1章　神経と脳とは何者なのか？

　樹状突起は情報の入力部分です。ほかの多くのニューロンからの情報（＝刺激・信号）が細胞体方向に入ります。したがって樹状突起の向こう側には、情報を出力する側のニューロンとのシナプス間隙があることになります。軸索は、情報を伝える伝達路の部分です。また、神経終末（シナプス）は、情報を出力する部分です。

　皮膚細胞や肝臓細胞などは、体内の1カ所にまとまって臓器を形成して存在します。それに対して神経細胞（ニューロン）は、全身に広がっている点がほかと大きく異なります。そのおかげで、つま先など脳から遠く離れた細胞とも情報をやりとりすることができるのです。脳から足の筋肉に情報を伝えるとなれば、1mにも及ぶ長さが必要になるわけです。

　ほかのニューロンから神経伝達物質によって運ばれた情報は、次のニューロンの樹状突起に入ると電気信号へ変えられます。情報は、電気の「プラス」と「マイナス」にデジタル化され、インパルス（活動電位）として軸索を伝わります。

　軸索の末端には神経終末があります。神経終末では、シナプス間隙をはさんでほかのニューロンと向かい合い、神経伝達物質をシナプス間隙へ放出して、その先の別のニューロンまたは骨格筋などに情報を発信します。

　神経伝達物質は、細胞体で合成されると、小胞体というボールのようなものの中に封入されて軸索の内側を貨物列車のように運ばれ、そのままニューロンの末端部分で保管されます。インパルスが末端部分に到着すると神経伝達物質が放出されます。

　ニューロンの見た目は単一ではないので、ここに掲載したニューロンの構造図はニューロンの複雑な形態を簡略化したものと考えてください。また、樹状突起がないニューロンや、細胞体から2本の軸索が伸びている感覚ニューロンもあります。感覚ニューロンでは、軸索の1本が情報

の入力、もう1本が情報の出力をしています。

図1-6 運動ニューロンと感覚ニューロン

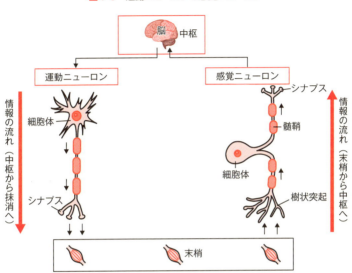

1-3 中枢神経を構成する細胞たち《オリゴデンドロサイト／シュワン細胞》

神経系を構成するのは、ニューロンだけではありません。軸索を包むように、あるいは握るようにニューロンを取り囲んでいるのが「オリゴデンドロサイト」（中枢神経の場合）と「シュワン細胞」（末梢神経の場合）です。「オリゴデンドロサイト」は、「オリゴデンドログリア」ともいわれます。

図1-7 オリゴデンドロサイトとシュワン細胞による髄鞘

有髄神経	
中枢神経系	末梢神経系
オリゴデンドロサイト	シュワン細胞
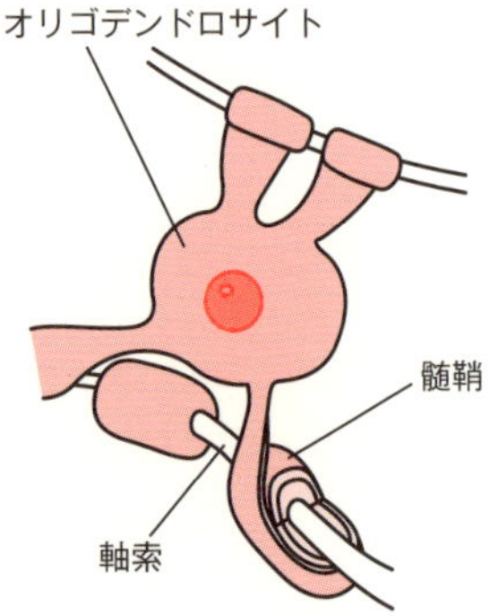 (図：オリゴデンドロサイト、髄鞘、軸索)	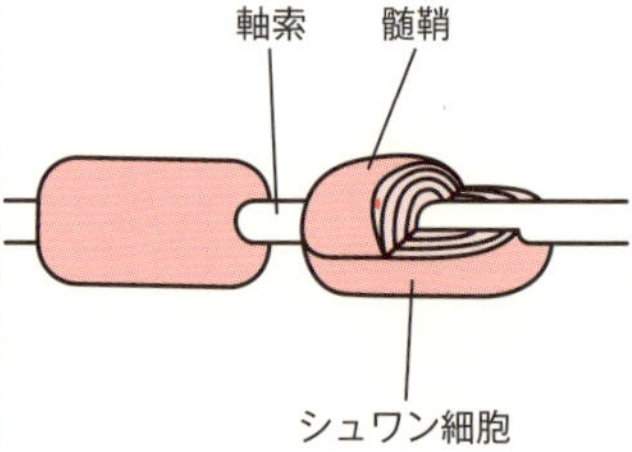 (図：軸索、髄鞘、シュワン細胞)
オリゴデンドロサイトが複数の軸索に対し髄鞘を作ります。	シュワン細胞が髄鞘を作ります。軸索には複数の髄鞘があります。

中枢神経系の軸索には、オリゴデンドロサイトによって髄鞘が形成されています。末梢神経では、シュワン細胞が同様の役目を担っています。

　オリゴデンドロサイトは、ニューロンと全く異なっており、細胞体から数本の腕が伸びた姿をしていて、腕の先端がニューロンの軸索を握るようにぐるぐると巻きついています。末梢神経では、同じ役目を「シュワン細胞」が担っています。シュワン細胞は、腕を伸ばさずに全身で末梢神経の軸索に抱きついている点が、オリゴデンドロサイトと大きく異なります。これらいずれかの細胞が軸索に巻きついて軸索が太くなっている部分を

「髄鞘」といい、髄鞘があるニューロンを有髄神経といいます。

血を抜いた新鮮な脳を見たことがある人はあまり多くないと思いますが、つるんとして白くテカテカしています。この白いテカテカは髄鞘の色で、細胞膜が脂質に富んでいるためにそのように見えます。

髄鞘は、細胞体から神経終末部分までの軸索全体を包み込むのではなく、断続的に軸索を包みます。そのため髄鞘には多数のくびれが生じ、つながった腸詰めウインナーのような形状になります。髄鞘がなく軸索がむき出しになったくびれを「ランビエ[注4]の絞輪」といいます。

図1-8　ニューロンにおける電気刺激の伝わり方の違い

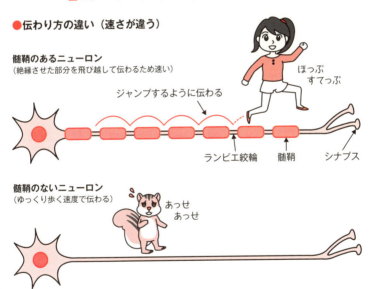

ニューロン軸索を包み込む髄鞘は、1個の長さが1mm程度で、電気的に絶縁体です。髄鞘と髄鞘の間で軸索がむき出しになった部分を、ランビエの絞輪といいます。インパルス（活動電位）はここを跳躍するようにして高速移動します。

注4　ランビエ：ルイ＝アントワーヌ・ランヴィエ（1835－1922）はフランスの病理学者です。

髄鞘のない軸索部分では、インパルスが水面に広がる波のように軸索の表面を伝わります。髄鞘は電気的に絶縁体であるため、髄鞘がある部分では、インパルスがランビエの絞輪から次のランビエの絞輪へ次々にジャンプするように伝わっていきます。そのため、髄鞘のない神経よりも髄鞘のある神経のほうが速い速度で情報が伝わります。中枢のニューロンでは、ほとんどの軸索に髄鞘があります。

1-4 中枢神経を構成する細胞たち《グリア細胞》

グリア細胞は、脳の中でニューロンのすき間を埋めている細胞です。そのため、かつては脳のすき間の単なる詰めもののようにいわれていましたが、その後の研究でグリア細胞もいろいろと重要な役目を担っていることが分かってきました。たとえば、ニューロンの栄養補給や代謝を助けたり、脳に物理的な損傷が発生するとその修復を行ったりするなど、いろいろな面からニューロンをサポートしています。

グリア細胞は、主にアストロサイトとミクログリアに分類できます。アストロサイトは、アストログリアともいいます。前述のオリゴデンドロサイトもグリア細胞に含まれます。

アストロサイトは、神経と血管の周りを囲んでいます。その形の特徴は、大きな細胞体と細胞体から突起がつきだした星のような姿です。この突起は、ニューロンだけでなく、毛細血管にも張りついて、血液脳関門（Blood Brain Barrier）の一部にもなります。また、突起同士が結合して立体的な網状構造を作るため、ニューロンはそれを足場にして周辺のニューロンとネットワークを構築し、毛細血管とニューロンの間で物

質のやりとりを行います。そのほかにもアストロサイトは、神経伝達物質受容体の発現や栄養分子の分泌、ニューロンとニューロンのすき間をただよっている余剰の神経伝達物質を回収するなど、化学物質を適切に調節する役目も担います。

図1-9 グリア細胞の構造

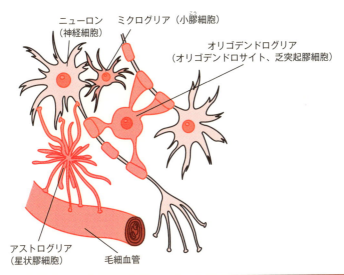

グリア細胞	働き
アストログリア	脳の栄養・健康管理をし、脳内の環境を保ちます。ニューロンの外側で、余剰の神経伝達物質などを除去します。複数のニューロンを支えるように接し、ニューロン全体の立体構造を保持します。血液脳関門を構築します。
ミクログリア	脳機能の維持や、組織・血管の修復に関わります。ダメージを受けたニューロンを食べて処分します。脳内の免疫系細胞(マクロファージ)として働きます。ニューロンの健全性を維持し、必要な栄養を分泌します。
オリゴデンドロサイト	神経信号のスピードアップに関与します。手足を伸ばすようにニューロンの軸索に巻きついて、髄鞘を作ります。

グリア細胞の役目は、ニューロンの保持やメンテナンスです。3種類のグリア細胞が、役割を分担して裏方作業に徹しています。

ミクログリアは、グリア細胞の中で最も小さく、マクロファージのような働きをもち、脳内における免疫機能を担っています。死んだニューロンを食べて処分したり、免疫系成分を放出したりして、脳を健全に保つ働きをしています。機能の全体像は、まだはっきりと分かっていません。最近になってミクログリアは、脳の中で活発に活動し、細胞突起を巧みに操ってニューロンのあちこちに触れることによって、ニューロンの健全性を常に確認しているらしいことが分かりました。その様子はまるで、医師が患者の身体に聴診器をあてているかのようです。生きている動物の脳を観察する技術が進歩することにより、今後、ミクログリアの担うさまざまな機能が明らかになると予想されます。

なお、人間の脳におけるニューロンの総数が140億個であるのに対し、グリア細胞は400億個もあります。

---

column

血液脳関門

血液脳関門は、血管を流れる有害物やゴミが脳に侵入しないように血管壁に設けられたバリア構造です。

血管の重要な役目の1つは、全身の細胞に栄養分と酸素を供給し、細胞の老廃物や二酸化炭素を回収することです。そのため、全身のほとんどの部位において、血管壁は、その外側にある体液や細胞とそれらの物質のやりとりをしやすい構造になっています。

ところが、脳は非常に重要なものですので、そう簡単に血液中の得体の知れないものが近づいては困ります。そこで脳内の血管は、血液脳関門という強固なバリアを構築し、脳細胞に本当に必要なものだけを厳選して供給する仕組みを作っています。

血液脳関門は、血管内皮細胞、周皮細胞、アストロサイトによって構成されており、ここを自由に行き来できるのは、水、酸素、二酸化炭素だけです。脳が必要とするそのほかのアミノ酸やグルコースと

いった物質には、それを分子レベルで認識する専用の輸送タンパク質があり、その専用経路によってのみそれらは脳内に輸送されます。輸送タンパク質がない物質は、脳に不要な物質とみなされ、血管から脳へ移行することはできません。

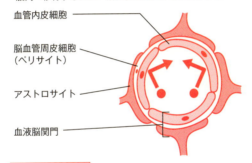

図1-10　血液脳関門と末梢血管の違い

血液脳関門

・細胞が強く結合し、間隙がない
・脳内へ移行するには、細胞膜を透過する必要がある

血管内皮細胞
脳血管周皮細胞（ペリサイト）
アストロサイト
血液脳関門

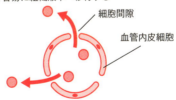

末梢の毛細血管

・細胞に間隙がある
・間隙を通過して容易に組織液中へ移行する

細胞間隙
血管内皮細胞

血液脳関門は、脳に必要なもの以外が血液から脳へ通り抜けるのを防ぐことで、脳を守るための仕組みです。血液脳関門は、血管内皮細胞、周皮細胞、アストロサイトで構成されます。

column

アストロサイトの反逆行為?

　アストロサイトは、神経系にとって重要な役目を担っていますが、ときとして私たちを困らせる原因になることもあるようです。

　かゆみとは、かきたいという耐えがたい欲望を起こさせる不快な感覚です。かゆみが起こる原因は、皮膚に侵入しようとするダニや寄生虫などをひっかいて除去しようとする自己防衛反応だと考えられています。アトピー性皮膚炎などの慢性的なかゆみは、過剰なひっかき行動を起こし、そのために皮膚炎が悪化して、さらにかゆみが増すという悪循環に陥ります。このようなかゆみによく効く治療薬はまだありません。

　実験用マウスでの調査結果から、皮膚を激しくひっかくアトピー性皮膚炎では、神経を介して皮膚とつながっている脊髄後角において、アストロサイトが長期にわたって活性化していることが分かっています。また、アトピーマウスの脊髄の遺伝子を調べたところ、活性化したアストロサイトがリポカリン2というタンパク質を作り出し、それが脊髄後角ニューロンにおけるかゆみ伝達物質の作用を強めていることも分かりました。つまりアストロサイトは、アトピー性皮膚炎に伴って発生する慢性的なかゆみの原因細胞でもあるらしいのです。

　全世界では、推定数千万もの人がアトピー性皮膚炎のような慢性的なかゆみを患っています。かゆみのメカニズムを明らかにし、画期的な治療薬を開発することが求められています。

1-5 神経ネットワークの中での情報伝達

神経ネットワークの中で、情報がどのように伝達されているかについて見てみましょう。次の図1-11は、ニューロン間に情報が流れる仕組みを示しています。

図1-11 ニューロン間の情報伝達の仕組み

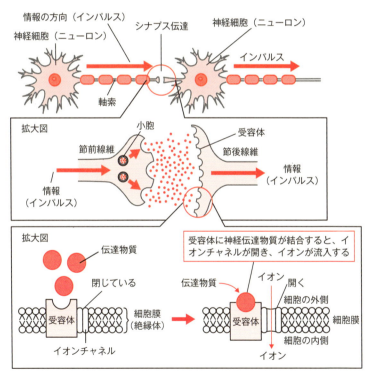

イオンが細胞内に入ることで神経細胞に電気シグナルが発生します。シグナルの意味は、神経伝達物質と受容体のペアにより、興奮させるか抑制するかが決定されます。

第1章 神経と脳とは何者なのか？

　ニューロンの「細胞体」は、細胞の維持管理に必要な機能が集約された部位です。

　細胞体の中には、遺伝子の入った細胞核や、エネルギーの生産を行うミトコンドリア[注5]、タンパク質の合成に関与する小胞体、ゴルジ体などの細胞内小器官などがあります。これらは、細胞全体の機能を維持する役目を担っています。

　細胞体の周囲に髪の毛のように生えている部分が、樹状突起です。ここでほかのニューロンからの情報を受け取ります。その情報はインパルスと呼ばれる電気信号として細胞内を伝わり、猛スピードで軸索を駆け抜けます。

　軸索の先端まで来ると、神経終末（シナプス）で行き止まりになります。ここから先は、電気信号による情報が、神経伝達物質の放出という刺激に変換されます。

　インパルスが伝わると、あらかじめ神経終末の中に保存されていた神経伝達物質が、ニューロンのシナプスからシナプス間隙という空間に放出されます。

　放出された神経伝達物質は、次の情報の受け取り手であるニューロンの樹状突起の受容体にキャッチされて、電気シグナルに変換されます。これを繰り返すことで、ニューロンから次のニューロンへと情報が伝えられます。

　情報を受け取る側の樹状突起には、細胞膜に「受容体」と「イオンチャネル」[注6]の2種類の機能性タンパク質が存在しています。

注5　ミトコンドリアは神経終末のボタン状に膨らんだ部分にもあります。
注6　受容体とイオンチャネル：あとの章で詳しく紹介しますが、受容体とイオンチャネルが、別々のタンパク質でなく、1つのタンパク質でできている場合もあります。神経伝達物質の種類によっていろいろなバリエーションが存在します。

情報が神経を伝わる仕組み

　神経細胞内で情報を伝えるインパルスは、電気の流れだと紹介しましたが、厳密には荷電のプラスとマイナスの変化（電位の変化）のことです。ただし、ここでリレーされるのは電子ではありません。インパルス（活動電位）と呼ばれるものです。

　なぜ活動電位で情報が伝わるのでしょうか。もう少し詳しく見てみましょう。

　ニューロンの細胞膜には、細胞の外と内の間でイオンを通す通り道（チャネル）がいくつもあります。この通り道はタンパク質でできていて、イオンを輸送するポンプやドアの役目をします。この働きをするタンパク質を**イオンチャネル**と呼びます。イオンチャネルは、ドアを開いたり閉じたりして、イオンの通る量を調節しています。

　自然の状態では、ナトリウム－カリウムポンプの働きによって、神経細胞の外側にナトリウムイオン（Na^+）が多く（高濃度）存在し、内側にカリウムイオン（K^+）が多く存在しています。

　ナトリウムのイオンチャネルのドアは閉まっていて、通ることはできません。カリウムのイオンチャネルのドアは開いていますが、静かにしている状態の神経細胞では、外側がプラス、内側がマイナスとなるように保たれていますので、プラスのカリウムイオンは細胞の内側にとどまっています。

　このとき、内側と外側の間には－70mVほどの電位差があります（静止電位）。細胞膜をはさんで、プラスとマイナスに分かれていますので、これを分極といいます。細胞の外と内の電位差を膜電位といいます。

　神経細胞がある大きさ以上の刺激を受けると、閉まっていたナトリウムイオンチャネルが開きます。

第1章　神経と脳とは何者なのか？

　すると細胞外の豊富なナトリウムイオンが細胞内に流入し、電位差が小さくなります。プラスとマイナスの電位差が0になると分極していないことになり、これを脱分極といいます。

図1-12　インパルスの発生

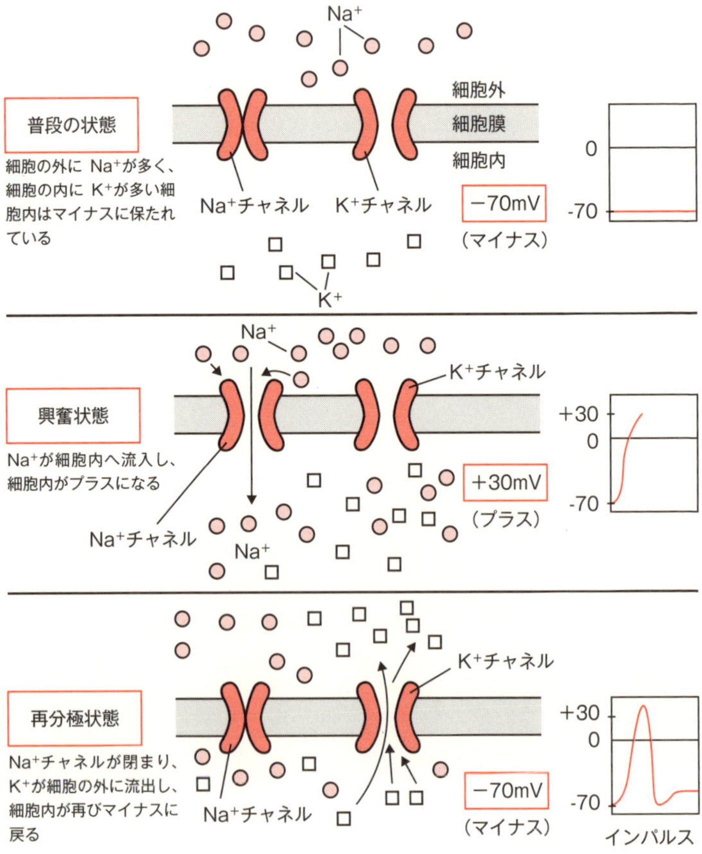

普段の状態
細胞の外に Na⁺が多く、細胞の内に K⁺が多い細胞内はマイナスに保たれている

Na⁺チャネル　K⁺チャネル　−70mV（マイナス）

興奮状態
Na⁺が細胞内へ流入し、細胞内がプラスになる

K⁺チャネル　Na⁺チャネル　+30mV（プラス）

再分極状態
Na⁺チャネルが閉まり、K⁺が細胞の外に流出し、細胞内が再びマイナスに戻る

K⁺チャネル　Na⁺チャネル　−70mV（マイナス）

インパルス

ナトリウムイオンの流入が多いと、細胞内外の正負が逆転し、膜電位は静止状態の−70mVから、+30mVに変化します。この状態を細胞の興奮といいます。この状態では細胞内の電位がプラスのため、カリウムイオンが濃度の高い細胞内から外へ流出し（拡散の法則）、細胞の内側がマイナスになって、すみやかに普段の電位差に戻ります（再分極）。この一連の電位の変化が、**インパルス（活動電位）**と呼ばれるものです。

　刺激を受け取った部分の細胞膜が、一度インパルスを起こすと、すぐ隣に接した細胞膜のイオン透過性がよくなります。するとそこのイオンチャネルが開き、ナトリウムイオンが流入を始め、インパルスが起こります。

　そうすると、またその隣の細胞膜のイオン透過性がよくなってインパルスが起こり……ということを繰り返します。一度インパルスが起こった部分の細胞膜はすぐに元の静かな状態（分極）に戻りますので、これが断続的に繰り返され、インパルスがまるでバケツリレーのように隣へ次々と進んでいくように見えます。

　インパルスは、一定の大きさを保ちながら、弱まることなく神経線維を伝わるのが特徴です。

　このようにして神経細胞内の電気信号（情報）が神経終末（シナプス）まで到達すると、そこで情報は神経伝達物質（化学物質）に変換され、細胞の外に放出されます。

　次のニューロンがその神経伝達物質を受け取ると、再び情報をインパルスに変換して神経終末（シナプス）まで伝え、神経伝達物質を放出する……ということを繰り返します。

　このようにニューロンは、電気信号と神経伝達物質を相互に変換しながら情報を伝達しています。

　バケツリレーの速度は、髄鞘のないむき出しのニューロンで毎秒約0.5m、髄鞘のあるニューロンで最も速い場合毎秒120mです。

第1章　神経と脳とは何者なのか？

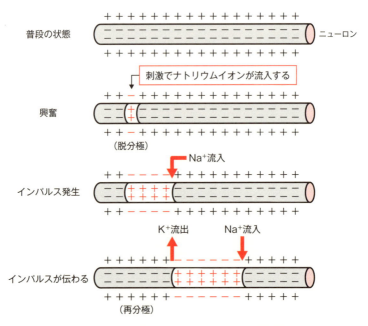

図1-13　インパルスの伝わり方

通常状態は、細胞の外側が正、内側が負です。ニューロンが刺激を受けるとナトリウムイオンの流入によって、正負が逆転します。これをバケツリレーのように伝えることによって、情報が電位差の流れとなってニューロンの表面を伝わります。この変化は1000分の3秒のレベルで発生しますので、私たちは素早く行動したり、一瞬で判断したりできるのです。

 ## シナプスでの伝わり方

　次に、ニューロン同士の情報伝達の場であるシナプスを見てみましょう。シナプスには、シナプス間隙というすき間があって、細胞同士は直接つながっていません。細胞体から軸索を経て神経終末まで流れてきたインパルスが、このすき間を飛び越えるため、神経伝達物質に変わります。

シナプス部分は、図1-14に示すような特徴的な構造をしています。情報を送り出す側のニューロンから伸びてきた軸索の末端が、終末ボタン構造（シナプス前膜）になって、情報を受け取る側のニューロンのシナプス後膜に接近しています。インパルスを送る側のニューロンを「シナプス前ニューロン」といい、インパルスを受け取る側のニューロンを「シナプス後ニューロン」といいます。

図1-14　シナプスの構造

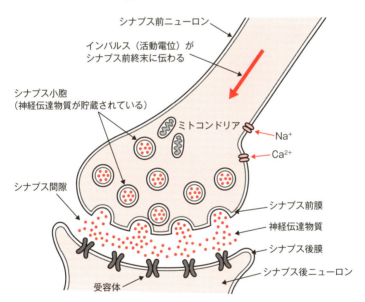

ニューロンからニューロンへと情報が渡される場所がシナプスです。シナプス間隙というすき間があり、ここを神経伝達物質が移動することで情報が伝わります。

軸索を伝わってきたインパルスがシナプス終末に到達すると、軸索と同様の脱分極が発生し、細胞の外側から内側に向かってナトリウムイオンが流入します。シナプス終末の中には、シナプス小胞があり、神経伝

達物質が蓄えられています。細胞内の陽イオン濃度が高くなると、シナプス小胞が細胞膜方向に移動して付着融合し、シナプス小胞内の神経伝達物質が膜外に放出されます。このように小胞が膜に融合して内容物を放出することをエキソサイトーシスといいます。

放出される神経伝達物質は、シナプス前ニューロンの種類や伝える情報の種類によって異なります。神経伝達物質は、すでに30種類くらいが確認されています。詳しくは第3章で紹介します。

表1-1　主な神経伝達物質

	神経伝達物質		構造分類	備考
興奮性	アセチルコリン	運動神経・自律神経	アミン類	ムスカリン受容体を活性化
	グルタミン酸	中枢神経	アミノ酸	
	ドパミン	中枢神経	カテコールアミン	意欲
	ノルアドレナリン	中枢神経・交感神経	カテコールアミン	怒り
	アドレナリン	交感神経	カテコールアミン	ノルアドレナリンから合成される
	セロトニン	中枢神経・覚醒	インドールアミン	情緒安定
	ヒスタミン		アミン類	体温上昇・血管拡張・痛み
	サブスタンスP	中枢神経・消化管	ペプチド類（タヒキニン類）	痛みの伝達
抑制性	γ－アミノ酪酸（GABA）	中枢神経	アミノ酸	
	グリシン	脊髄系	アミノ酸	
	ニューロテンシン	中枢神経・消化管	ペプチド類	鎮静

たとえば骨格筋への情報伝達であれば、アセチルコリンが神経伝達物質として機能します。シナプス後ニューロンの細胞膜には、神経伝達物質を受け取るための受容体タンパク質（野球でいえばキャッチャーミットに相当する）が埋まっています。インパルスが伝わり、アセチルコリンが放出されると、受容体に結合します。すると、シナプス後ニューロンの

膜のナトリウムイオン透過性が向上し、情報を受け取ったシナプス後ニューロンに神経インパルスが伝わります。

シナプス間隙に神経伝達物質が放出されて、それが別のニューロンの受容体までたどり着いて……と書くとなんだかとてものんびりした話のように思えるかもしれません。しかし、このような一連の複雑な手続きを経ているにもかかわらず、シナプスにおける情報伝達に要する時間はわずか1000分の1秒くらいです。このような神経伝達は、一瞬の閃光のように処理されます。

その後、不要になった神経伝達物質は、シナプス間隙において、その場で直ちに分解酵素によって分解処分されるか、あるいはニューロンに再度取り込まれます。シナプス間隙はクリーンアップされ、次の刺激を受け入れるために待機状態となります。

1-6 ニューロンの構造とその中で生み出される神経伝達物質

　神経伝達物質は、化合物の構造上の特徴に着目すると、アミノ酸、アミン、神経ペプチドの3種類に大きく分けることができます。アミノ酸とアミンは、名前がよく似ています。その違いは、アミノ酸が1個の分子の中にアミノ基とカルボキシル基の両方をもつ物質であるのに対し、アミンはアンモニアの水素原子のいくつかを炭化水素残基で置換した化合物であるという点です。神経ペプチドは、10〜20個のアミノ酸が1列に結合した大型の神経伝達物質で、比較的最近発見されたものです。アミノ酸とアミンは神経系での俊敏な情報伝達を担い、神経ペプチドは記憶を担うという役割分担があります。詳しくは、これも第3章で紹介します。

アミノ酸とアミンの合成・輸送・保管

　神経伝達物質には、グルタミン酸やグリシンのように食品の成分として、食事によって体に取り入れられるものもあります。しかし、神経伝達物質のうちほとんどのアミノ酸とアミンは、ニューロン内の合成酵素によってニューロンの細胞体内部で合成されます。合成後、シナプス小胞に封入され、軸索内部を通って神経終末まで輸送されます。刺激を受けて放出されるときまで、シナプス小胞に貯蔵されたまま、神経終末で保管されます。

　神経伝達物質は、細胞内酵素で分解されるものが多いのですが、シナプス小胞の中に収納することによって、使用時まで分解されることなく安全に保管できます。

神経ペプチドの合成・輸送・保管

　一方、神経ペプチドは、タンパク質を短く切って作ったような構造をしており、その合成メカニズムはタンパク質や酵素と同じで、細胞体で遺伝子から直接作られます。完成した神経ペプチドは、分泌小胞に封入されて軸索内を神経終末に向かって輸送され、不規則に分散した待機状態で存在しています。

　シナプス間隙への放出は、シナプス小胞の場合と同様にカルシウムイオンの増加によって引き起こされます。

　神経ペプチドによる情報の伝達は、アミノ酸やアミンよりも小胞からの放出に時間がかかるため、スローな反応となります。タンパク質は体内のいろいろな仕組みによって分解されますが、神経ペプチドも細胞外タンパク質分解酵素によって分解されて細胞間隙から除去されます。それによって細胞の刺激が終了します。

1-7 神経伝達物質を受け取るのは受容体

　神経伝達物質を受け取る受容体の構造について見てみましょう。受容体は、神経伝達物質のキャッチャーミットだと紹介しました。キャッチャーミットが、何枚もの皮を巧みに縫い合わせて、ボールをキャッチしやすい形状に作られているのと同じように、受容体も、複数の小さなタンパク質のユニットを巧みに組み合わせて作られています。

　神経伝達物質と受容体はペアになる組合せが決まっていますので、受容体は自分のペアの神経伝達物質に合わせた構造をしています。1種類の神経伝達物質に対して、少しずつ構造の異なるバリエーションが存在している受容体もあります。

図1-15　神経伝達物質受容体の構造の一例（GABA受容体の例）

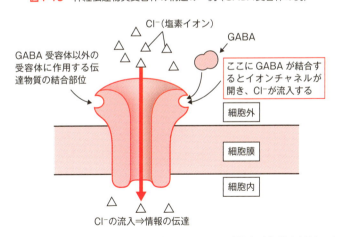

GABA受容体は、イオンチャネル機能も内蔵しているので、神経伝達物質受容体とイオンチャネルの両方を理解するのに役立ちます。

伝えられる情報が、神経を興奮させるのか、興奮を抑制するのか、あるいは運動を伝えるのか、記憶の保持に関わるのか、ということは、神経伝達物質と受容体のペアによって決定されます。

たとえば神経伝達物質のグリシンは、NMDA型と呼ばれる受容体に補助的に結合すると、神経を興奮させて記憶に関与する働きをします。しかし、グリシンが塩素イオン透過性に関わる受容体に結合すると、神経の興奮を抑制して骨格筋を弛緩させます。

1-8 科学者は脳と心をどう考えてきたか？

画像化技術の進歩により、思考や活動に関連するニューロンの働きが、徐々に解明されつつあります。磁気共鳴映像法（MRI）や超伝導量子干渉素子（SQUID）によって、神経細胞の活動をとらえることができるようになったからです。言葉を発したり思考をしたりしているときの脳の活動部位を特定することや、さらには目で見ているものを脳の微弱な活動から映像として描き出したり、心の中でイメージしているものを画像化したりすることにも成功しています。

「心」の概念は、「知覚」、「感情」、「理性」、「意思活動」、「喜怒哀楽」「愛憎」、「嫉妬」となって現れます。これらひとつひとつの事象は、ニューロンと神経伝達物質の働きとして説明がつきつつあります。神経伝達物質は、脳や全身のさまざまな感覚をつかさどっていますので、これらを1つずつ解きほぐしていけば、心がいったいなんなのか、その正体が見えてくる日も遠くないでしょう。好きな人に偶然出会って胸がドキドキする感情が、神経伝達物質の働きで説明できるかもしれません。そんなことを引き続き少し考えてみたいと思います。

図1-16 心はどこにあるか?

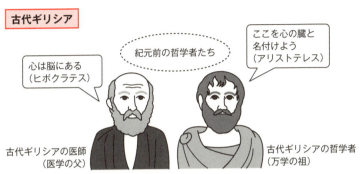

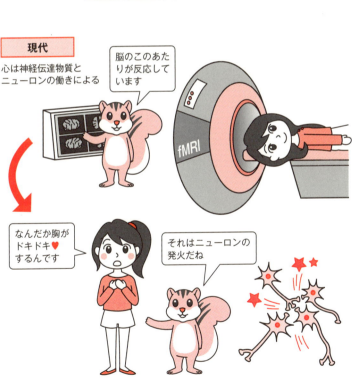

column

磁気共鳴映像法と超伝導量子干渉素子

　人の体の約6割は水分でできています。磁気共鳴映像法（MRI）は、人間の身体を強い磁場の中に置くと、水素原子核中の陽子（プロトン）が磁気共鳴という現象を起こすことを利用した画像化診断法です。1970年代から研究が進んでいます。

　強い磁場の中でプロトン（水素陽子）はコマのように回転しています。そこに回転と同じ周波数の電磁波（電波）を照射すると、エネルギーを吸収して回転に変化が起きます。この現象が磁気共鳴です。電波照射を切ると、プロトンは吸収したエネルギーと同じ周波数の電磁波を放出し、回転は元の状態に戻ります。そのとき、プロトンの周囲の環境（細胞の状態）によって戻り方に違いが生じるため、それを画像化します。これがMRIです。

　MRIにより血液の流れを画像化できるので、がん細胞や脳細胞などの、酸素や栄養分を大量に必要とする細胞について、高精細な解析をすることができます。

　脳研究においては、機能的MRI（fMRI）も活用されています。これは、思考によって特定の神経細胞が活発に活動すると、その神経細胞は大量の酸素を必要とするため、細胞周辺の血液の流れが増加することを利用した手法です。

　酸素はヘモグロビンが運搬します。ヘモグロビンは、ヘムと呼ばれる鉄原子をもちます。ヘモグロビンが酸素と結合すると酸化型ヘモグロビンになり、酸素を放すと還元型ヘモグロビンになります。還元型ヘモグロビンは磁性をもちます。

　脳の神経細胞が活発になると、多くの酸素が必要になり、血流を増やそうとします。すると実際の酸素消費量を上回る血流が集まり、相対的に酸素を運ぶ酸化型ヘモグロビンが増え、酸素のない還元型ヘモグロビンが減ることになります。このとき単位体積当たりの磁場の均一度が高くなり、MRIの磁場信号が増大します。この違いを画像化したのがfMRIです。

　また、脳が活動すると微小な磁気が発生します。この磁気は、地磁気の10億分の1の強さしかなく、非常に微弱なものです。超伝導量

子干渉素子（SQUID）を使うと、この微弱な生体磁界信号の計測が可能です。この方法を利用して、脳の活動を画像化することも行われています。

1-9 なぜ生命はシナプスと神経伝達物質を選択したのか？

　子供のころに作った昔の自動車のおもちゃ（いわゆるプラモデル）には、後輪と後部座席の間くらいにモーターが入っていて、電池を入れると走行するものが多くありました。簡単とはいえ、自動車のプラモデルには、電源やスイッチが含まれる回路が使われています。

　プラモデルを組み立てて、いざ走らせようとしたとき、ぎくしゃくしてスムーズに走行しないことがあります。そんなときは「接触が悪いのかな？」と考えて、あちこちの端子などを調べます。「接触がよい」とはつまり、電気回路がすべての接続ポイントでしっかりと接続され、確実に電気が流れるということであり、電気回路はそのような状態が保たれている必要があります。

　脳にも、シナプスを介して神経回路が作られています。これまで紹介したように脳の回路では、ニューロンの細胞体から伸びた樹状突起や軸索を通って電気信号が流れます。そしてそれが神経終末まで到達すると、シナプスを介して別のニューロンにその刺激が伝わります。

　プラモデルの電気回路と脳の神経回路の決定的な違いは、シナプスです。電気回路では、接点がすき間なくしっかりつながっていないと、プラモデルはスムーズに走りません。しかし脳は、あえて接点部分にすき間（シナプス間隙）を作っているのです。そのすき間は数十nmにすぎ

ませんが、神経細胞を伝わるインパルスは、そのすき間を飛び越えることができません。

このすき間を分かりやすくいうと、たとえば本州と九州がそれぞれニューロンだとしたら、関門海峡がそのすき間になります。神経回路にあえてすき間を作るということは、東京から九州へ新幹線で移動するときに、本州西端の下関で下車し、関門海峡を北九州まで小さなポンポン船で渡り、再び北九州から新幹線に乗るような面倒なことをしているということです。なぜ地球上の生物は、進化の方向として、こんな面倒なほうを選んでしまったのでしょうか?

脳は複数の複雑な機能を同時に処理しなければなりません。また、異常の発生による影響を最小限にとどめる必要もあります。ニューロン同士を直結して、すべてを電気信号で処理してしまうと、情報伝達は高速化されますが、一方で、電気の流れを遮断することが難しくなります。細胞を伝わる電気信号は、細胞膜の連鎖反応ですので、いったん発生するとこれを適切に停止させるのは非常に困難です。そこで、新幹線で一気に海をくぐって、隣の陸地まで人を運ぶのではなく、細胞の末端でいったん足止めをすることで、状況に応じて適切な目的地に適切な人数を移動させる方法をとったのです。

刺激に対応した量の神経伝達物質を放出し、必要な情報の伝達が終わったら、神経伝達物質を分解するという仕組みにすれば、情報の伝達をコントロールしやすくなります。あるいは、シナプスで神経伝達物質を放出しないようにすれば、そこから先の情報の流れを止めることができます。そのような利便性と安全性の両方を選択したものと考えられます。

column

面倒なことをしてでも安全性を優先する生命

　ニューロンのシナプス間隙は、進化の過程で安全を考え、情報を伝達しやすいことよりも、情報を遮断しやすいことを優先した結果として作り出されました。ほかの臓器でも同様の発想で作られた仕組みを見ることができます。それは腎臓です。

　腎臓は、体内の血液をろ過し、体内の老廃物を尿として排出しています。効率を考えると、水やミネラルは身体に必須の成分ですので、ろ過せずにそのまま循環させ、不要物のみをろ過して排出すればいいように思われます。しかし実際には、体内のすべての水をいったん外に出してしまい、そこから必要なものだけを再取り込みするという方法を選んでいます。このため、腎臓における毎日のろ過量は150Lから200Lにも達してしまい、腎臓にとって大変な負荷になっています。200Lもの血液をろ過するなどという、シナプス間隙を作るのと同じように面倒なことを、どうしてするのでしょうか？

　人体に必要なものと有害なものを区別することについて考えてみましょう。体によいものについては、体はよく知っています。しかし、体に有害となる未知の物質は予測できません。思いもよらない毒が体内に取り込まれるかもしれません。不要物を選んでろ過し、排出するようにすれば、たしかに腎臓の負担は軽減されるかもしれません。しかし、血液中のどの成分が不要物であるかを認識する必要があります。殺虫剤のように、人間が新しく作り出した有害な物質も的確に識別する必要があります。これは非常に困難なことです。

　そこでいったん、体に必要と分かっているものもなにもかもすべてを、体の外に出してしまうのです。そしてそのあとに必要なものだけを再取り込みし、残ったものはすべて体に不要なものとして捨ててしまうようにするのです。こうすれば、ひとつひとつの有害物を識別しなくても、必要としない有害物を排出できるようになります。

第2章 すべては神経伝達物質の創造物

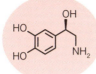
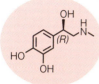
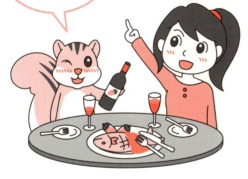

お酒を飲むと、気持ちよくなるのも、神経伝達物質が関係しているね

おいしいものが食べたくなるのも、食べると幸せな気分になるのも、再びそれが食べたくなるのも、全部神経伝達物質のしわざ

なにもないところから、いきなり「ドキドキ」は生み出されません。まずは情報を入力することが必要です。
第2章では、私たちを「ドキドキ」させるきっかけをくれる、視覚、聴覚や味わいなど、解明が進んでいる神経活動と神経伝達物質の関係について紹介します。

第2章 すべては神経伝達物質の創造物

2-1 こんな小さな分子でさまざまに変化する私たちの心

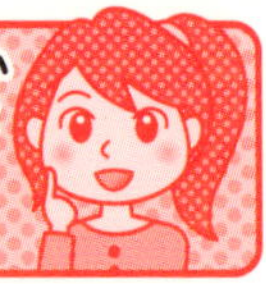

　ニューロンの神経終末に蓄えられた神経伝達物質が放出され、次のニューロンに渡されることによって、神経回路は形成されます。ここでは、神経伝達物質がどのような姿をしているのか、化学の視点から観察してみましょう。

　神経伝達物質には、とても小さな有機化合物と、それよりも少し大きな神経ペプチドがあります。

　神経伝達物質の形は、似た構造を集めたいくつかのグループに分けることができます。

　1つは、神経伝達物質の主役「アセチルコリン」や「アミノ酸」、「アミン」のような非常にシンプルな構造の低分子有機化学物質のグループです。

図2-1　神経伝達物質として働く小さな分子

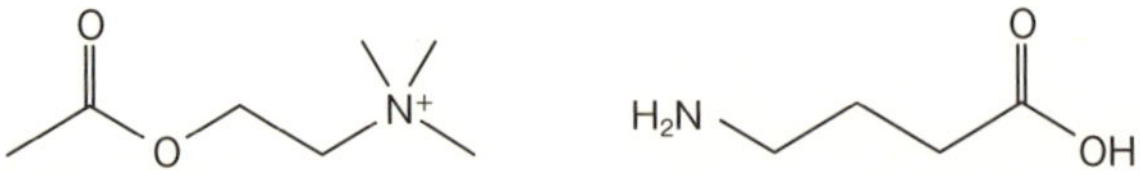

アセチルコリン　　　　　　γ-アミノ酪酸（GABA）

図2-2 神経伝達物質の構造による分類

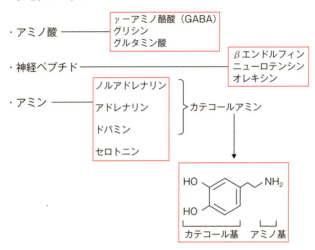

- カテコールアミンは、カテコール基とアミノ基をもちます
- アドレナリンはβ作用が強いため、心機能亢進、心拍数上昇をもたらします
- ノルアドレナリンはα作用が強いため、血管収縮、血圧上昇をもたらします

神経伝達物質の万能選手アセチルコリン

　アセチルコリンは、全身のあらゆる神経で伝達物質として作用し、アルツハイマー病との関係も報告されていることから、最も有名な神経伝達物質ともいえます。

　アセチルコエンザイムAとコリンを原料にして、コリンアセチルトランスフェラーゼという酵素によって合成されます。また、不要になったアセチルコリンは、アセチルコリンエステラーゼによって、コリンと酢酸に分解されます。

第2章 すべては神経伝達物質の創造物

図2-3 アセチルコエンザイムAとコリンの構造

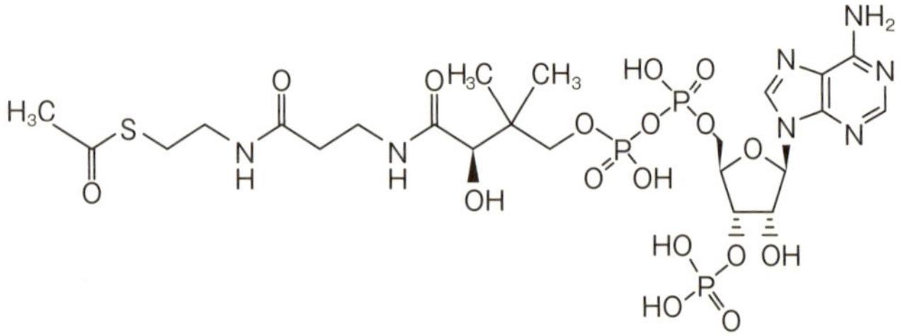

アセチルコエンザイム A

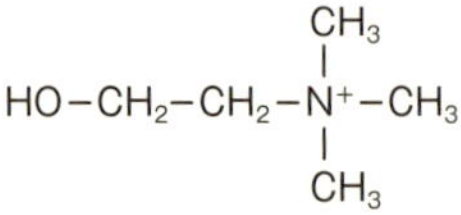

コリン

　アセチルコリン[注1]は、副交感神経、自律神経、運動神経、中枢神経など、およそ神経と名のつくあらゆる機能に関わる万能選手です。

　アセチルコリンには、ニコチン様作用[注2]とムスカリン様作用[注3]と呼ばれる2種類の動作パターンがあります。これはアセチルコリンと結合できる受容体が2種類あり、そのどちらに結合するかによって生体反応が異なるという意味です。ムスカリン型の作用が起きると、心拍数減少、血管拡張、血圧低下、縮瞳、唾液分泌量の低下などが発生します。ニコチン型の作用が起きると、骨格筋収縮、アドレナリン分泌、中枢興奮などが発生します。

注1　アセチルコリン：生理的に作用して、心拍数低下、血管拡張、瞳孔縮小、発汗、消化機能亢進などを引き起こす。
注2　ニコチン様作用：アセチルコリンがニューロンに対し興奮を起こさせる作用のことで、この作用がニコチンの効果に似ているところから命名されました。
注3　ムスカリン様作用：副交感神経で支配される器官に対し、副交感神経を興奮させたときと同じ効果を起こさせる作用のことで、この作用がムスカリンの効果に似ているところから命名されました。

図2-4 アセチルコリンのニコチン様作用とムスカリン様作用

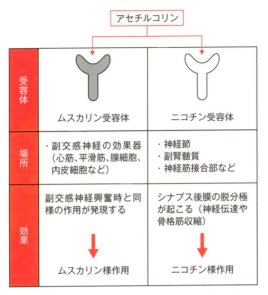

アセチルコリンは、ムスカリンの受容体とニコチンの受容体の両方に結合できます。どちらに結合したかによって、作用が異なります。

リラックス作用がある抑制系の神経伝達物質GABA

　ガンマアミノ酪酸（GABA）は、抑制性の神経伝達物質として小脳や脊髄で機能しています。GABAがGABA受容体に結合すると、受容体と一体化した塩素イオンの通路が開いて細胞内に塩素イオン（Cl⁻）が流入し、細胞内のマイナスイオンが多くなって、興奮が抑えられます。

　GABAは、脳の内部でグルタミン酸を原料にグルタミン酸脱水素酵素によって生成されます。

図2-5 グルタミン酸の構造

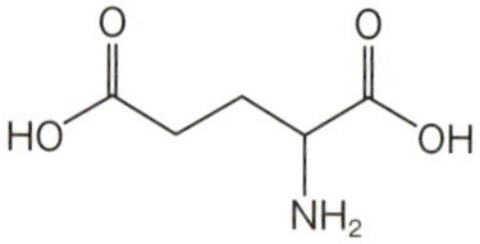

グルタミン酸

　刺激によってニューロン末端から放出されたGABAは、不要になるとGABA輸送タンパク質によって細胞内に再び取り込まれ、シナプス間隙から除去されます。これによって情報伝達が終了します。

ベンゼン環をもつ神経伝達物質

　化学が苦手な人には敬遠されそうですが、図形デザインの1つだと思って、少しだけお付き合いください。神経伝達物質について学ぶ際には、ベンゼン環（六員環、亀の甲）が関連してきます。まず、アドレナリン、ノルアドレナリン、ドパミンについて見てみましょう。これらは分子の中に、ベンゼン環（亀の甲）を1個もっています。

図2-6 アドレナリン、ノルアドレナリンの構造

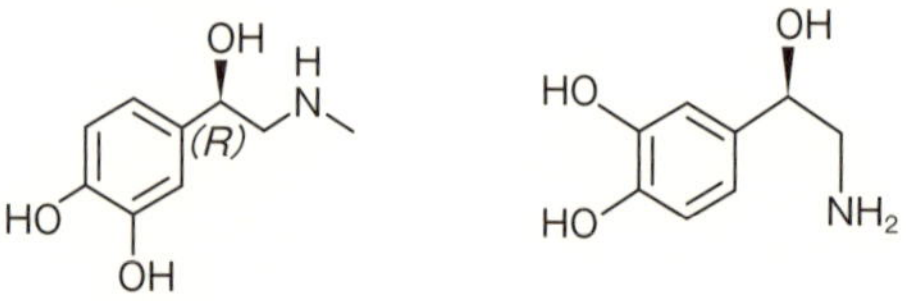

アドレナリン　　　　　ノルアドレナリン

　アドレナリンとノルアドレナリンは、次のように同じ原料から合成されます。

フェニルアラニン（アミノ酸）⇒チロシン（アミノ酸）⇒レボドパ
⇒ドパミン⇒ノルアドレナリン⇒アドレナリン

　ノルアドレナリンは、交感神経の内部で合成・貯蔵される交感神経の神経伝達物質です。それ自身が神経伝達物質であると同時に、ほかの神経伝達物質（アドレナリン）の原料でもあります。

　ノルアドレナリンは、収縮期の血圧と拡張期の血圧（健康診断でよく使う「上：最高血圧」と「下：最低血圧」）をともに上昇させ、結果として全身に送り出される血液量を減らす作用があります。

　脳においては、神経の興奮を伝達します。脳内の生理バランスが狂って、ノルアドレナリン濃度が低下し、興奮情報の伝達が滞ると、うつ状態に陥ることが知られています。脳内で興奮を伝達したあとのノルアドレナリンは、神経細胞に取り込まれたり、分解酵素に分解されたりして、シナプスから除去されます。そのため、それらを妨害する薬剤は、抗うつ薬としての作用をもちます。代表的な抗うつ薬として、三環系抗うつ薬があります。

　アドレナリン[注4]は、ノルアドレナリンを原料にして体内で合成される神経伝達物質であり、副腎髄質[注5]から分泌されるホルモンでもあります。ホルモンとは、内分泌腺から血液中に分泌され、体内組織の機能を正常に維持する物質です。

　アドレナリンの作用で代表的なのは、末梢血管の収縮作用と心拍数上

注4　アドレナリンの作用：このほかにも骨格筋や心臓の血管拡張、気管支平滑筋拡張、消化管平滑筋弛緩、散瞳、グリコーゲンの分解による血糖値上昇、脂肪の分解による血中遊離脂肪酸値上昇などがあります。

注5　副腎は左右の腎臓の上にある5グラム程度の臓器です。とても小さいのですが、生命の維持にとても重要な化学物質を分泌しています。構造的には、副腎皮質と副腎髄質に分けられます。副腎皮質からはコルチゾール（糖質ホルモン）、アルドステロン（電解質コルチコイド）、男性ホルモンなどが分泌されます。副腎髄質からは、アドレナリン、ノルアドレナリンなどが分泌されます。

昇作用です。受容体刺激作用を利用して気管支喘息の治療薬としても用いられます。

図2-7 自律神経と神経伝達物質

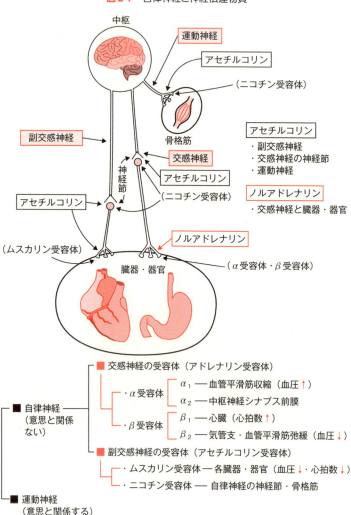

カテコールアミンとインドールアミン

ドパミンは、図2-8のように、カテコール基とアミノ基をもつ特徴的な構造をした神経伝達物質です。このような構造をもつ神経伝達物質を総称してカテコールアミンと呼びます。ドパミンは、ドパミン受容体を介して情報の伝達を行います。また、ドパミンは、ほかの神経伝達物質を体内で合成するための材料としても使用されます。

図2-8 ドパミンの構造

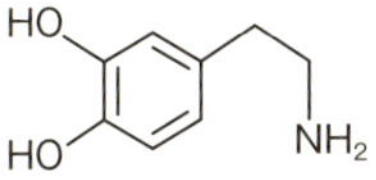

ドパミン

ドパミンの作用は、内臓、循環器系、中枢神経系と全身に及びます。特に脳では、意欲や快情動、集中力などに関与しています。ドパミン神経系に異常が起きて、ドパミンの量が少なくなると、パーキンソン病を発症することが知られています。またドパミンは、ノルアドレナリンの原料でもあるため、ドパミンが減ると、ノルアドレナリンも減ることになります。

セロトニンは、インドール構造という骨格をもつ神経伝達物質です。インドールとは、ベンゼン環とピロール環が結合した構造です。この構造をもつ神経伝達物質をインドールアミンと呼びます。

セロトニンは、平滑筋の収縮作用により、消化管活動の調整や血管収縮などの働きをします。中枢神経系にも存在し、神経伝達物質として脳の活動を活性化させる作用があるといわれています。セロトニンの分解を抑える作用をもつ薬は覚醒剤になります。

脳内のセロトニン濃度を上昇させることで、アルツハイマー病を治療す

る効果が得られると思われていましたが、患者での試験で明確な効果は出ていません。

図 2-9 セロトニンの構造

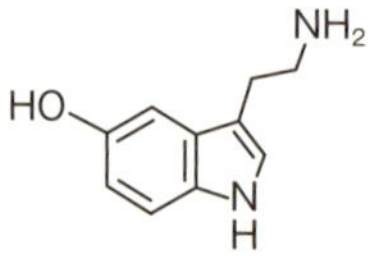

セロトニン

セロトニンは、脳内では神経伝達物質として働きますが、末梢では平滑筋を収縮させる作用をもっています。

神経伝達物質のニューフェイス ATP

1990年代になって、それまで細胞のエネルギー源として知られていたアデノシン三リン酸（ATP）が、神経伝達物質でもあることが分かりました。ATPが神経伝達物質でもあることが発見されたきっかけは、遺伝子解析により、神経細胞でATPの受容体遺伝子が活性化していることが確認されたことでした。このように、遺伝子解析技術の進展で、新たな受容体が次々に発見されるようになり、それに伴って新たな神経伝達物質も次々に発見されてきました。

たとえば、グリア細胞であるアストロサイトでは、ATP（グリア伝達物質と呼ばれる）を放出することで、ほかのグリア細胞や神経細胞とコミュニケーションをとって脳機能をコントロールしていることや、舌にある味蕾では、ATPが味覚を伝達していることが分かっています。また、交感神経に対しても抑制機能を有しています。

図2-10 アデノシン三リン酸（ATP）の構造

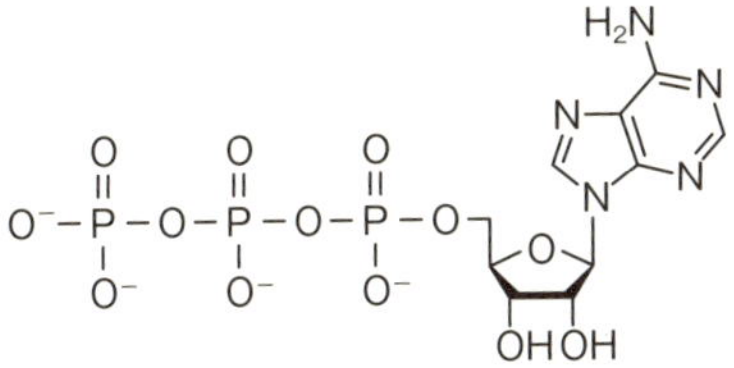

これまで述べてきたように、小さな分子である神経伝達物質が、ニューロンを興奮させたり、それを抑制したり、絶妙なバランスで機能しています。そのバランスが崩れると、精神疾患などさまざまな問題が引き起こされます。病気と診断されるところまで至らなくても、不安を感じたり、放心状態でなにも手につかなくなったりします。周りの人に「ちょっと落ち着け」といわれるほどの興奮状態も、実はニューロンにおいて神経伝達物質のバランスが崩れかけていると考えられます。意外と危うい微妙なバランスの上に成り立っているのです。このような症状の中には、本書の第6章で紹介するような、神経伝達物質のバランスを修正する医薬品で治療できるものも多くあります。

2-2 神経伝達物質の一生

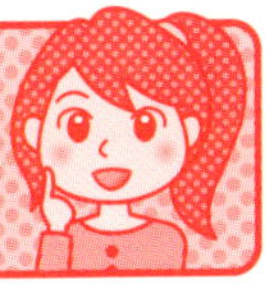

ニューロンで生まれた神経伝達物質は、情報を受け取る側の受容体に捕まえてもらって初めて情報の伝達ができます。受容体にたどり着いたあとの反応は、神経伝達物質によって異なりますが、ニューロンを興奮させたり、逆に興奮を静めたりするという点は共通しています。

情報を伝え終えた神経伝達物質は、細胞に取り込まれて回収される

か、あるいは分解されて役目を終える運命にあります。

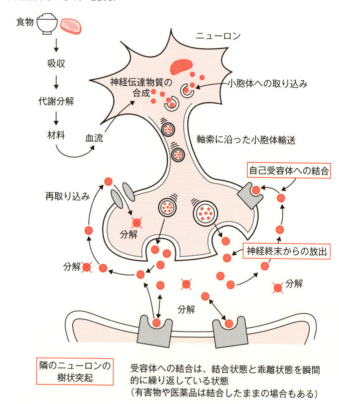

図2-11 神経伝達物質の一生

神経伝達物質は細胞体で合成され、小胞体に取り込まれます。小胞体は、神経終末に輸送され、放出の指示があるまで待機します。放出された神経伝達物質は、隣のニューロンの受容体に結合します。その後、分解されたり再取り込みされたりして、シナプス間隙はきれいに掃除されます。

2-3 皮膚で感じたことを脳に伝えるにはどうするか

　皮膚の感覚を語るときに、忘れてはならない細胞がいます。それは1875年にその細胞を発見したドイツの解剖学者フレッドリッチ・シグムンド・メルケル（1845-1919）の名を冠して命名された「メルケル細胞」です。

　メルケル細胞は、触覚センサーとして、機械刺激を活動電位に変換する機能をもちます。

　機械刺激とは、触れられたり、たたかれたり、つねられたり、振動したりといった細胞の変形を伴う刺激のことです。聴覚で感じとる刺激も、鼓膜の振動ですので、機械刺激に含まれます。

　メルケル細胞を電子顕微鏡で観察すると、ニューロンのような樹状突起や軸索こそもっていないものの、まるで神経終末のような顆粒状の構造が細胞内部に見られます。

　2014年に米国コロンビア大学の日本人を中心とした研究チームが、皮膚の下にあるメルケル細胞は、ソフトタッチを感じとって、脳へ向かうニューロンに情報を伝える役目をしているらしいとNature[注6]に発表して話題になりました。

　五感の中でも触覚は、「さわる」という隣接した細胞との相対的な位置関係の変化や、細胞1個ずつの変形を電気的な刺激に変換して感じとっているという点で特殊です。

　そのため、解明が最も遅れている感覚なのです。彼らの研究によって分かったのは次のようなことです。

[注6] Nature 509, 617-621 (29 May 2014)

第2章 すべては神経伝達物質の創造物

図2-12 皮膚の感覚センサー、メルケル細胞

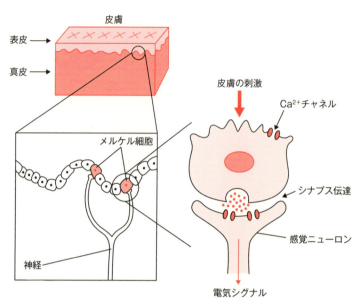

メルケル細胞は、触れられた感触を中枢に伝える感覚ニューロンで、皮膚の奥のほうに末梢神経が伸びてきています。

　まず、取り出して培養したメルケル細胞に直接刺激を与えたとき、どのような電気的反応を示すのかを調べます。すると、メルケル細胞が単独で興奮性の応答を示すことが分かりました。

　これはつまり、メルケル細胞自身が圧力を電気信号に変換する仕組みをもつということです。

　そこで、電気信号を生み出す際に重要となる、細胞内外のイオンの行き来を制御するチャネルタンパク質の挙動を調べました。すると、細胞周辺の皮膚が触れられることによってメルケル細胞が変形し、陽イオンを行き来させるチャネルに働きかけることが分かりました。

また、メルケル細胞を含む皮膚と、そこに接続しているニューロンを取り出し、試験管の中で皮膚を再現すると、機械刺激を受けたメルケル細胞からニューロンへ情報伝達が起き、中枢へと情報を伝えようとする「求心性」の活動電位が生じました。

　次に謎となるのは、メルケル細胞の神経伝達物質がなんなのかということです。

　メルケル細胞に存在しているセロトニンの役目を調べた別の研究結果から、メルケル細胞とセロトニンは、関連するニューロンに伝わる情報が過剰にならないようにする役目を担っているらしいことが分かっています。

　また、細胞全般に存在しているグルタミン酸についても、情報を受け取る側のニューロンの末端にグルタミン酸受容体が存在することが分かっています。メルケル細胞はグルタミン酸も神経伝達物質として使用しているようです。

　つまり皮膚では、物理刺激を電気刺激に変換するという特殊な仕掛けが求められ、メルケル細胞がその刺激変換作用を一手に引き受けているということです。

　しかも、求心性のニューロンに情報を渡す際には、まるで自分自身がニューロンであるかのように、グルタミン酸やセロトニンといった神経伝達物質を使用してシナプス伝達していることが分かったのです。

column

「感じる脳」のメカニズムを解明

　私たちは5種類の感覚（五感）を通じて周りの世界を認識しています。五感とは、皮膚（触覚）、目（視覚）、耳（聴覚）、鼻（嗅覚）、舌（味覚）です。このうちの触覚と残り4つの大きな違いはなんだと思いますか？　それは、視覚、聴覚、嗅覚、味覚の4つの感覚が、目、耳、鼻、舌という局所的に備わっているセンサーからの情報入力に基づいているのに対して、触覚、皮膚感覚は、ほぼ全身から刺激の入力が可能であるという点です。

　触覚は、実際の刺激と過去の経験などが統合されることによって認識されるというモデルが有力です。触覚に関する情報が脳の中でどのように伝達されるのかをさらに詳しく調べたところ、ニューロンへの入力は皮膚からの刺激情報のみであるにもかかわらず、情報伝達が途中で分岐して、過去の経験に関する知識が関わっているかのように動作する経路があることが分かりました。その神経回路は、本物の経験に基づく入力を必要とせず、それらのダミー情報ともいえる入力を行うことによって、注意を向けなくても刺激を知覚できる回路として利用されている可能性があります。

　脳は本当に、触感に予測や経験を関わらせる回路と、それらを必要としない神経回路を状態によって使い分けているのかもしれません。

2-4　光を情報に変えて外界を認識する

　私たちが物や景色を見るときに大活躍している神経伝達物質はグルタミン酸です。

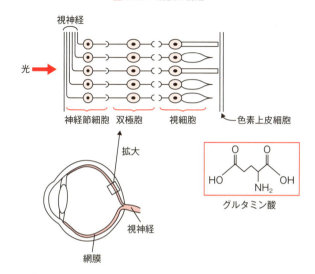

図2-13 網膜の構造

網膜は、光が入ってくる方向に対し、最も奥に光を感じる細胞が並び、その手前に神経細胞が並んでいます。ここではグルタミン酸が、神経伝達物質として使用されています。

　網膜は、色素上皮細胞が眼球の内側をコーティングするようにすき間なく埋めつくしている上に、視細胞、双極細胞、神経節細胞が積み重なっている構造をしています。網膜は、目におけるデジタルカメラの画像センサーに相当します。

　光を認識する視細胞には、桿体細胞と錐体細胞の2種類があり、色や感度の認識を分担しています。錐体細胞は、色を認識するのが得意ですが、感度が低いので暗いところは苦手です。

　一方、桿体細胞は、色を認識できませんが、光を増幅する能力が高く、わずかな光でも感じとることができます。暗いところで、色が認識しにくくなり、なんとなく白黒の世界になってしまうのは、色を認識する錐体細胞が反応せずに桿体細胞だけで物を見ているからです。

第2章　すべては神経伝達物質の創造物

　スーパーカミオカンデ[注7]をご存じでしょうか。スーパーカミオカンデでは、巨大なタンクに水が満たされ、その内壁に光電子増倍管というセンサーが大量に取り付けられています。これは、水の中のかすかな発光現象を増幅することによって、明確な信号として取り出す装置です。桿体細胞がもっている光信号を増幅する機能も、これと同様のものです。桿体細胞からニューロンに情報を伝える際に使用される神経伝達物質はグルタミン酸です。

　生物進化の観点でいうと、視細胞は、脳のニューロンが目に向かって伸びてきたものが由来ですので、ニューロンの特徴を残しており、それ自身の末端部分がシナプスのような構造になっています。また、視細胞にもイオンチャネルがあります。ここにcGMPという分子（光情報のセカンドメッセンジャー）が結合するとイオンチャネルが開き、陽イオンが通過します。

　視細胞がもつロドプシンという光受容体の成分であるレチナールという分子は、わずか数個の光の粒（光子）が衝突するだけでその構造を変化させます（光の検出）。それが視細胞内でGタンパク質[注8]の連鎖反応を引き起こし、たった数個の光の粒による刺激が、数万個ものcGMPを分解する反応に至ります。

[注7]　スーパーカミオカンデ：岐阜県の神岡鉱山廃坑道に建設された素粒子物理学のチェレンコフ宇宙素粒子観測装置。すべての物質は、究極まで分解すると、数種類の素粒子から成り立っています。その粒子の性質を明らかにすることは、多くの宇宙に関する謎を明らかにすることにもつながり、物理学の世界では重要な研究領域となっています。素粒子は、あらゆる物質をすり抜けるため検出が困難ですが、非常に低い確率で物質に衝突し荷電粒子をたたき出し、荷電粒子を観測することができます。そのため、その性質を調べるには巨大な観測装置を建設して大量の水を置き、素粒子が水などの分子と衝突する確率を高めることにより、わずかなチャンスを期待して観測を続ける必要があるのです。この世界最大の観測装置が日本にあります。

[注8]　Gタンパク質：細胞の膜上に埋め込まれている一連のタンパク質の総称で、100種類以上が知られています。それぞれに役目は異なるが、全体として細胞内でシグナルを伝達する働きをもち、たとえば細胞に対する刺激（本文の例では光子の衝突）に細胞がどのように反応するかを決定するスイッチ、あるいは指揮者の役目をしています。Gタンパクとは、グアノシン三リン酸（GTP）またはグアノシン二リン酸（GDP）という体内の多機能分子（調節因子）と結合することによって機能を発揮するタンパク質です。このことから、それら受け入れる分子の頭文字をとってGタンパク質と呼ばれています。

図2-14 cGMP（環状グアノシン一リン酸）の構造

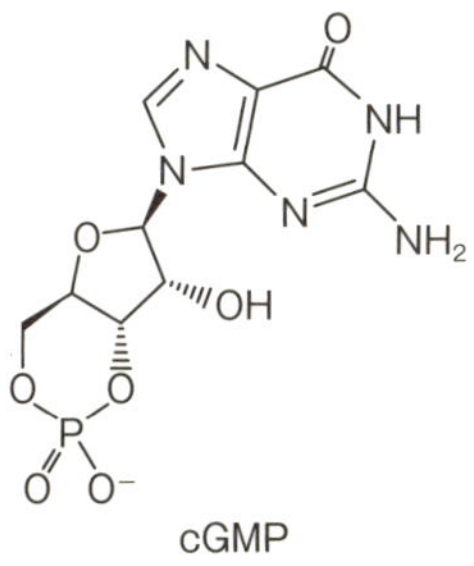

cGMP

　光を感じるとcGMPが分解され、イオンチャネルが閉じます。イオンチャネルを閉じることによって、光の情報が伝わります。イオンチャネルの閉じぐあいは、cGMPの分解されぐあい、つまり光の強さに応じて変化します。このような仕組みで、私たちは光の強弱を感じることができます。

column

洞窟に住む生物が目を失った理由

　山口県には、秋芳洞という全長10km以上の鍾乳洞があります。洞内には川や滝があり、石灰石が長い年月をかけて形成した複雑な地形が発達しています。この洞窟の中には、そこで誕生し、全く外に出ることなく、洞窟の中で一生を終える生物がいます。それら「真洞窟性動物」は、洞窟生活に適した進化を遂げています。その一例が目の退化です。真洞窟性動物が目を失うことは、世界中の洞窟で観察されています。しかしその理由は、これまではっきりしていませんでした。
　最近報告されたルンド大学（スウェーデン）の研究によると、洞窟には食料が少なく、エネルギーを節約するために目を失うのではないかという話です。同一の種の、太陽光下で生きている仲間と真洞窟性の仲間について、目と脳の視覚に関わるエネルギー消費量を測定したと

ころ、視覚を維持するだけで15％も多くエネルギーを消費していることが分かりました。

従来の仮説は、光がない洞窟の中で暮らすようになったから、目が不要になって失われたという考え方でした。しかし生物進化は、ランダムな突然変化と自然選択が基本です。とすれば、洞窟内は食べ物や酸素が乏しいため、ランダムな突然変化によって偶然視覚を退化させた個体が、洞窟の貧しい環境で子孫を残すのに有利となり、自然選択によって生き残ったと考えるのがよさそうです。

2-5 空気の振動をニューロンが音として認識するには

光の場合は、色に対応する細胞や、暗闇で活躍する高感度細胞のように役割を分担していて、細胞そのものがニューロンのような性質をもっていました。

音の場合も、高い音や低い音、大きな音や小さな音、意味のある会話から騒音までバリエーションはさまざまです。それらの音は、どのようにして情報処理されているのでしょうか。

音は空気の振動です。聴覚は、空気の振動を鼓膜でキャッチして電気信号に変換します。聴覚に関係する神経伝達物質もグルタミン酸です。電気信号は、神経伝達物質グルタミン酸の放出量に変換され、それによって音の種類、音源の位置などを認識します。

耳の構造は、外耳、中耳、内耳に分けられます。

外耳と中耳は、空気の振動を細胞に生えた毛の揺れ動きや体液の振動に変換するという、物理的な変化を生み出す役割をしています。外耳、中耳における情報伝達はとてもメカニカルです。音による空気の振

動はそれほど大きなものではありませんので、小さな会話の声も正確に聞きとれるように、中耳では、ツチ骨、キヌタ骨、アブミ骨という小さな骨を組み合わせて、てこの原理で空気の信号を増幅しています。

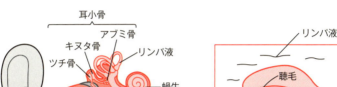

図2-15 耳の構造

鼓膜の振動は、小さな3つの骨によって機械的に増幅され、蝸牛の中でリンパ液を揺らします。有毛細胞がリンパ液の揺れを感知すると、信号がニューロンに伝わり、脳へ届きます。

　内耳においては、体液の振動が電気信号（神経の活動電位）に変換され、神経伝達物質を経て、求心性のニューロンで大脳に伝えられます。ニューロンでの情報伝達は、細胞膜における脱分極でした。それは聴覚においても全く同様です。ただし聴覚の場合は、脱分極のスタートの方法がとてもユニークです。すでに紹介した皮膚の触覚も、物理的刺激を電気的刺激に変換する装置でした。しかし聴覚の物理的刺激を電気的刺激に変換する仕組みは、それとも異なります。

　前述のとおり空気の振動は、体液（リンパ液）の振動に変換されますが、その振動を細胞が認識するためには、有毛細胞に生えた毛が使用されます。聴毛と呼ばれる毛の折れ曲がりによる刺激で、毛の付け根の

第2章　すべては神経伝達物質の創造物

イオンチャネルが開き、カリウムイオンが細胞内に流入して脱分極がスタートします。音の振動に合わせリンパ液が揺れ、まるで海底の海草のように聴毛はゆらゆらと折れ曲がります。折れ曲がるたびにイオンチャネルが開閉し、脱分極・過分極が繰り返されます。これが音に対応した電気的エネルギーの発生源です。

有毛細胞の裏側には、ニューロンの樹状突起がすぐ近くまで伸びてきており、有毛細胞との間でシナプスを形成しています。毛の揺れに合わせて有毛細胞から放出された神経伝達物質を受け取る側の細胞が蝸牛ニューロンです。耳から入った情報は、複数のニューロンで処理されて、それがどのような種類の音か、どちらから聞こえてくるのかといった識別が行われます。

特に多くの人が不思議に思うのは、耳は左右2個しかないのに、音がどの方向から聞こえてくるのかを立体空間レベルで把握できることです。三次元空間の音の発信源を正確に把握するには、普通に考えれば、耳が3つ必要なはずです。しかし哺乳類においては、左右の耳から入ってきた音の時間差を認識する能力が神経系に備わっているので、シナプス回路が神経伝達のずれを正確に把握することで、両耳間の時間差を大脳に伝え、音の発信源を空間マッピングできるようになっています。

耳と脳を結ぶ神経経路は、クラス1とクラス2という2系統に大きく分けることができます。クラス1が情報伝達のメインルートです。このルートに含まれるニューロンからは密に樹状突起が伸びていて、神経終末へと続く軸索は太く、神経終末も巨大です。そこからグルタミン酸が神経伝達物質として放出され、聴覚ニューロンを興奮させています。クラス2は補助的な回路です。全体的に細く、か弱い感じのニューロンです。神経伝達物質は、クラス1と同じくグルタミン酸です。

2-6 嗅覚と神経伝達物質

　におい（嗅覚）には、ここまで紹介した触覚、視覚、聴覚と比べて、大きな違いがあります。それは、においの原因が化学物質であり、鼻が化学物質（におい分子）を神経伝達物質に変換する感覚器官だという点です。最近の研究で、嗅覚は味覚と密接な関係にあり、進化的には、毒物を口に含んでしまったとき飲み込む前にそれを毒物と感知して吐き出すための機能として、生物は嗅覚を獲得したとされています。

　味を見分ける能力（分解能と感度）としても、鼻は舌よりも優れていることが分かっています。事故などで嗅覚を失った人は、なにを食べてもおいしくないように感じてしまうことを合わせて考えると、味はむしろ鼻で決まると科学者は考えています。このことは、読者自身が鼻をつまんで料理を食べてみることで、味が驚くほど単調なものに変化することからも体感できると思います。

　嗅覚の感度は、においの原因物質ごとに異なっていて、人体に有害な物質ほど高感度になります。火山などの有毒ガスに含まれ、硫黄を構造中にもつメルカプタンの場合は、$1cm^3$の空気中にわずか$0.0004 \times 10^{-10}g$存在するだけで、私たちはその危険性を感じとることができます。

　嗅覚の分解能については、遺伝子の研究で知られている範囲でも300〜400種類の受容体があり、それらが完全に独立して脳に続く神経細胞に接続しています。後述の味覚には5種類の基本味（最近では増えて7種類）しかないことに比べると、とても多いのです。

　におい受容体は、鼻の空洞の天井部分に嗅覚受容器細胞として密集

して存在しています。嗅覚受容器細胞自身が、神経細胞の働きをもちます。つまり、脳に最も近い位置に神経細胞がむき出しの状態で大量に並んでいるのが嗅覚なのです。毒を回避するために、生物がどれほど嗅覚を重視してきたかが想像できます。

すでに紹介した視覚や聴覚は、外部の刺激を受け取る細胞が別個に存在し、そこで受け取った外部からの刺激が、細胞内外のイオンの出入りに変換されて、神経細胞に情報が伝達されていました。嗅覚受容器細胞は、におい分子をキャッチする受容体機能が神経細胞の末端に備わった構造をしており、その反対側は直接軸索となってシナプスにつながっています。嗅覚受容器細胞には、たくさんの毛が生えていて、表面積を広くしており、これによって数十万種類もあるといわれるにおい分子に対応しています。

図2-16 においを感じる鼻の構造

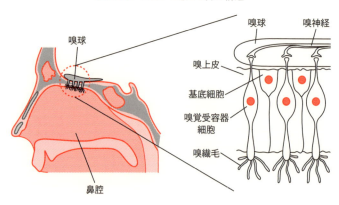

2-7 神経伝達物質で料理をおいしく

　ラーメン、ステーキ、カレーライスに、にぎり寿司。世の中にはおいしい食べ物がたくさんあります。よく知られているように、味覚には「甘味」「苦味」「塩味」「酸味」「うま味」の基本5味があります。それに加えて米パデュー大学における最近の研究では、第6の味覚センサーとして「脂味」が確認されています。

　舌の表面には、食べ物に含まれる味の分子を認識する味蕾（みらい）があり、甘いもの用、辛いもの用など、いろいろと細分化されています。しかし、どの味蕾を刺激しようとも、使われる神経伝達物質はすべてアデノシン三リン酸（ATP）になります。

　味蕾は味細胞の集まりであり、味細胞を細胞学的に分類すると、I型、II型、III型の3種類に分けられます。このうち酸味を感じるIII型細胞は、まるでニューロンのような性質をもっています。

　つまり、神経伝達物質をみずから作り出してシナプス小胞に蓄え、背後に控えるニューロンとシナプス間隙を形成しているのです。これは触覚と似たメカニズムです。

　なお、甘味、苦味、うま味を感じるII型は、ATPを蓄える小胞をもたず、細胞内部からそのまま外に神経伝達物質のATPを放出します。この姿は、進化的に未完成のニューロンのようだといわれています。

第2章 すべては神経伝達物質の創造物

図2-17 味覚のニューロン

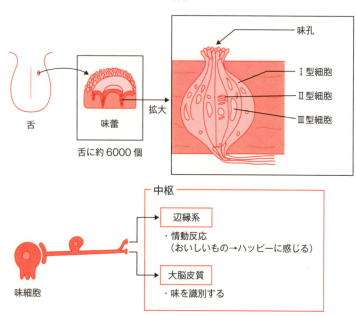

2-8 自律神経の働き

　自律神経の役割は、心臓の拍動など、意識していなくても適切に動き続ける体内の機能を調整することです。自律神経には、交感神経と副交感神経があり、両者が適切にバランスをとることによって恒常性が生み出されています。

図2-18 自律神経の役割

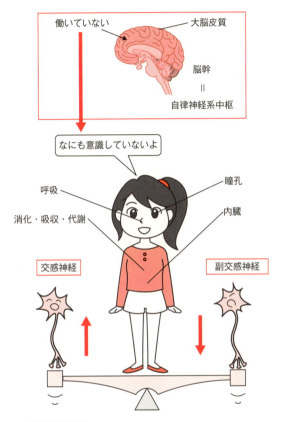

自律神経の特徴
①無意識のうちに調節されている
②交感神経と副交感神経の両方の作用でバランスをとっている
③交感神経と副交感神経は同じ臓器に逆の作用をする

自律神経中枢は脳幹にあり、意識をつかさどる大脳皮質は関わっていません。

　交感神経によって心臓の拍動は高まり、全身により多くの血液を循環させ、血圧が上昇します。これは、怖いものに出会ったときなどにドキドキ

するあのメカニズムで、緊急事態に対応できるように身体の態勢を整えるものです。副交感神経の作用は、全く逆です。心臓の拍動を落ち着かせ、血圧を下げます。もしこのバランスが崩れると、自律神経失調症という病気になります。

交感神経で働く神経伝達物質は、ノルアドレナリンです。交感神経は、脊髄を経由してあらゆる臓器にニューロンが到達しており、神経終末部分では、臓器の筋肉細胞などに対し、シナプス間隙を形成してノルアドレナリンを放出し、臓器細胞へ情報を伝えます。

緊急事態に遭遇すると、脳は交感神経を通じて全身に指令を出します。人が自分自身でそれを意識することはありません。緊急事態では、全身のなにもかもを興奮状態にすればよいかというと、決してそうではありません。目や血管、呼吸器系、エネルギー源産生系は、迫りくる危険に的確に対処できるように、目は開き、呼吸は大きくするなど最大の能力を発揮するよう興奮状態に保たれます。

一方で、緊急事態への対処に必要のない臓器、たとえば消化管や皮膚の血管は、無駄にエネルギーを消費しないように、副交感神経によって機能を低下させる方向に制御されます。

2-9 言語能力は脳の特殊な領域の神経伝達物質で生み出されている

脳は、前述した無意識に働く自律神経のほか、運動、記憶、会話、思考など私たちのあらゆる行動に関わっています。脳の中では、機能ごとに、だいたい脳のどのあたりの部分が担当するのかが決まっています。

言語機能と脳の部分についての研究は、事故や病気で損傷した脳において、どの部分が傷つくとその人の言語にどのような変化が現れるのかを観察することから始まりました。これを失語症学といいます。

　これに対して近年では、機能的磁気共鳴映像法（fMRI）や超伝導量子干渉素子（SQUID）、脳波計のような最新の医療機器による脳活動の画像化のおかげで、言語における脳の役割を失語症学とは異なるアプローチから研究できるようになり、さまざまな新しい知見が見出されています。

　言語に関する脳の領域を言語中枢と呼び、ブローカ野、ウェルニッケ野が言語機能の中心になっています。これらの領域に加えて、語られている内容が楽しい話題か不快な話題かなどといった会話の内容や、母国語か外国語かなどの条件によって、さまざまな領域が連携して機能するようです。また、外国語では、習熟度に応じて脳の対応する領域が変化していくことも分かっており、言語と脳の関係が非常に複雑なことが見てとれます。

　脳外科医ポール・ブローカ[注9]は、認知機能や言語の理解が正常にもかかわらず言葉を発することができない失語症の研究から、言語と脳の特定の領域を紐づけました。ブローカ野は、左下前頭回にあり、ここが発話をつかさどる運動性言語中枢であると突きとめたのです。受容体の分布の可視化によって、ブローカ野の領域で神経伝達がうまくいかなくなると、文法の形成に支障をきたし、発語ができなくなるというデータが揃いつつあります。

[注9]　ポール・ブローカ（1824–1880）は、フランスの外科医であり、人類学者でもあります。人体の計測器具を多数発明した発明家で、自身の患者の診察結果から言語中枢を世界で初めて発見しました。脳が部位によって役割分担をしていることは、今では詳細に解析されていますが、世界で初めてそのことに気づいたのがこの人物です。

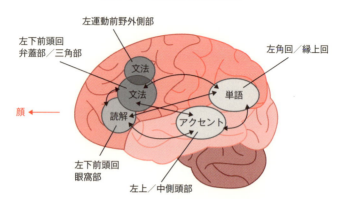

図2-19　脳の領域と言語の関係

図は、左脳の外側面で、左が顔側です。文法中枢は2つあり、左前頭葉の左運動前野外側部と左下前頭回弁蓋部／三角部です。言語中枢として、左脳の前頭葉の「文法中枢」と「読解中枢」、および側頭葉から頭頂葉にかけての「アクセント中枢」と「単語中枢」が特定されています。

　脳外科医カール・ウェルニッケ[注10]が報告した言語障害の症例は、ブローカの症例とは全く逆で、話をすることには問題ないものの、ほかの人が言っていることを理解できなくなるというものでした。この症例では、上側頭回という領域を損傷していたので、この部分を言語理解のための中枢としてウェルニッケ野と名付けました。

　そのほかにも言語能力に関する領域は、語彙を理解する領域、意味を理解する領域、不慣れな外国語を解釈する領域、使い慣れた外国語を解釈する領域など、脳全体に分散しています。このことから言語能力は、脳内の多くの機能を統合して生み出されている非常に特殊な能力であることが分かります。第二外国語を習得する際にも、これらの領域は

注10　カール・ウェルニッケ（1848－1905）は、ドイツの脳外科医、精神神経学者です。精神疾患が脳の病気であることを早期に見抜き、感覚や運動に対する脳の関与の研究などにも精力的に取り組み、脳の細分化された領域とその機能についての解明を進めました。

学習過程に応じて複雑に連携しており、人間以外の生物が言語を学習できない理由はこのことにあるようです。

---

column

サッカーのヘディングと脳の損傷

　サッカーのヘディングが脳に長期的な影響を及ぼす可能性があるという、カナダでの研究報告[注11]があります。サッカーによる傷害の約1割は脳しんとうで、これにはプレイ中の衝突事故も含まれています。この報告によるとヘディングは、軽度の衝撃であっても思考力や記憶力に長期的な影響を及ぼす可能性があり、小さな衝撃が蓄積されることの影響の大きさについて注意が促されています。

　サッカー選手についての調査では、代表選手クラスでは6割に脳しんとうの症状が出ています。しかし、選手自身はそれをあまり認識していないようです。また、脳しんとうを一度起こした選手の再発率は、3倍に高まることも分かりました。これはヘディングによる脳のダメージが蓄積されていくことを示唆しています。頭部損傷が軽微であっても長期的に蓄積されることによって記憶や認知に支障が現れることも報告されています。今回のカナダの報告によると、ヘディングを頻繁に行うプロ選手あるいは長年プレイをした選手は、記憶力や集中力について、サッカーをしていない一般の人と比べて検査結果がよくない場合があることが分かりました。

　サッカーは人気競技ですので、特に子供のサッカーにおけるヘディング制限の必要があるかもしれません。

[注11]　Brain Inj. 2014;28(3):271-85.

第2章　すべては神経伝達物質の創造物

2-10 運動が得意なのも苦手なのも神経伝達物質が原因だった

　身体を動かすことは、大脳、小脳、脊髄、末梢が的確に連携して動作する必要がある高度な神経活動です。この中で運動をつかさどるボスは小脳です。身体を動かそう、という判断は大脳で行われますが、判断を受けて実際に指令を出すのは、運動に必要な行動のパターンを理解している小脳なのです。

　小脳は、ちょうど後頭部にくっついた小さなカリフラワーのような姿をしています。小脳の重さは、成人で100gを少し超える程度で、脳全体の1割を占めます。

　小脳は、大脳による認識や指令を身体の動きに変換したり、大脳の運動機能に関する部分と通信したりするインターフェイスの役目をしています。ただし、単なるインターフェイスではありません。自転車に乗る、スポーツで上手にプレイするといったあまり本人が自覚していない運動は、大脳を介さずに小脳自身で動きを記憶し、筋肉に指令を出しています。いわゆる「身体が覚えている」というものです。身体にはおそらく記憶機能はないので、覚えているのは小脳です。そのほか、平衡感覚なども小脳によってコントロールされています。たとえば、私たちが何気なく行っている歩行は、複雑な足の動きやバランスなどを巧みに調整する必要がありますが、これも小脳が制御しています。これらのことは、事故や病気で小脳が損傷を受けると歩けなくなったり、バランス感覚を失ったりすることから分かっています。

　では小脳はどうやって運動を覚えるのでしょうか。スポーツのトレーニングをすると、それらの動きを身体が学習して上達していきます。最近ま

で、運動の記憶がトレーニング後、どのように小脳内に定着するのかはよく分かっていませんでした。

トレーニングは、一気に行うよりも毎日コツコツと続けることが効果的です。この現象を「分散効果」と呼びます。たとえば1時間のトレーニングをする場合を考えます。1日で1時間トレーニングし、そのあと3日間なにもしないよりも、1時間を毎日15分ずつ4日間に分けてトレーニングしたほうがより記憶として定着し、トレーニングの効果が出ます。

また記憶の定着は、トレーニング中ではなく、主にトレーニング後に起こることも報告されています。このことは、トレーニングを終えて休息している間にも脳は運動に関する記憶を整理しており、記憶を定着させるために働き続けていることを示しています。

詳細はまだ分かっていないのですが、運動学習実験などを総合して考えると、トレーニングを1時間行った場合、その直後に小脳皮質シナプスにおける神経伝達物質の流れが変化して、小脳皮質に運動記憶が形成されるようです。しかしそのまま放置すると、その記憶は自然に消失してしまいます（短期記憶）。休憩をとりながらトレーニングを繰り返すと、小脳皮質の出力先である小脳核の全く別のシナプスにおいて、神経伝達物質の流れの変化が起こり、小脳皮質に形成された記憶が、あたかも小脳核へ転送されるかのようにして定着するらしいことが分かりました（長期記憶）。

これは、見たものや経験したことの記憶が大脳に定着する過程と似ています。つまり、海馬における神経伝達物質の流れの変化による一時記憶から、それが大脳皮質に転送されてニューロンの組換えが起こり、長期記憶として定着するという過程と、同一のように推測されるのです。

運動に関する大脳とほかの部分との連携についても、いろいろなことが分かり始めています。

第2章 すべては神経伝達物質の創造物

　たとえば、目の前にコーヒーがあるとして、これをあなたが飲もうと（大脳で）考えた結果、小脳はどのように動くのでしょうか。コーヒーカップを右手でとろうと判断したとき、あなたはどこまで自分の意志で行いますか?

　カップの絵柄を手前に見せたいので、自分の意志で「俺はコーヒーカップを右手で握るのだ」と決定したとします。そのときにあなたの右手がどこにあるかで、スタートが変わります。パソコンのキーボードの上にあるのか、あるいは、大きく伸びをしたので頭の上にあるのかもしれません。右手の位置によって、使わなければならない筋肉も、筋肉を動かす方向も全く異なるはずです。

　しかし、普通はそのような、手の動作開始位置についてまで意識しないはずです。コーヒーカップはキーボードの向こうにあるから、腕の傾きは今のままで前に伸ばせばいいなとか、手のひらが頭の上のほうにあるから、まずは肩の関節を回転させて腕を下ろして……とは考えないはずです。

　このように、コーヒーカップをつかむという同じ目的をもった運動であっても、そうしようと思ったときに手の位置がどこかによって異なった筋肉が使われます。しかしそれは完全に無意識に行われるのです。

　コーヒーを飲もうと指令を出しているのは大脳です。その、コーヒーカップを手にとるという運動指令が、状況によって毎回異なるはずの筋肉の動きにどう変換されているのかが最近まで不明でした。

　脳が、身体の機能すべてをつかさどっているわけではありません。脊髄にも神経回路があります。

　たとえば、熱い鍋に触れたときのとっさの行動などは、脳からの指令を待たずに脊髄の判断で行われます。

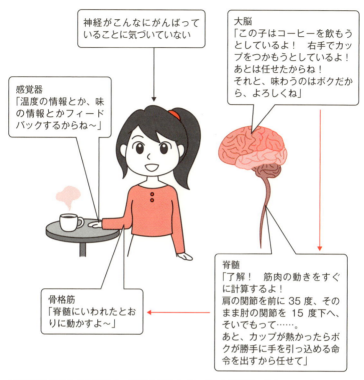

図2-20　右手でコーヒーカップをつかもう

大脳は目的を命令するだけで、実際の行動のプログラムは脊髄で作られています。

　そこで脊髄神経回路には、大脳から受け取った「運動目的」の指令を「実際の筋肉の動き」の指令に変換する機能が備わっているのではないかと予測して行われた実験があります。脊髄と脳の間の信号を遮断して行ったその実験では、腕を動かせという電気刺激を脊髄に与えると、手の初期位置の違いに伴って筋肉の電気的反応に変化が起きることが分かりました。つまり、手の初期位置に依存した筋肉の電気的反応の違いは

脳ではなく、脊髄の中で作り出されているようなのです。

この結果から、大脳は「コーヒーカップを手にとれ」と運動指令を出すだけで、小脳の関与さえも必要なく、指令を受けた脊髄が身体の初期位置に応じた筋活動に変換する役目を担っていることが分かりました。

2-11 心の中の予測を読み取る

将来起きることを予測することは、私たちが生きていくうえで非常に重要です。

ライオンと遭遇したときに、「食べられるかも」という予測ができなければ、人類は絶滅していたでしょう。そこまでいわなくとも、日常生活の中で評判のよいラーメン屋さんに行くときには、「次の角を曲がればお店が見えるかな」、「店の前に列ができているかもしれないな」といろいろと予測をしながら歩いているはずです。

このときの「店の前に列があるかもしれない」という予測は、人が並んでいる映像や、別の店で見た人の列の光景を思い出しているのではないでしょうか。

「人が並んでいるかも」という文字を思い浮かべて、その様子を予測する人はいないと思います。そういった心の中の予測を脳の活動ととらえ、機能的磁気共鳴映像法（fMRI）で読み出すことで、コンピューター画像上に再現することが可能になっています。

京都大学の研究者らがfMRIを使って、心の中での予測について実験を行っています[注12]。実験参加者に、まずこれから行う迷路ゲームに使

注12　Scientific Reports, 5, 17648, DOI:10.1038/srep17648 (2015)

用する地図を見てもらいます。そのあとに、fMRI装置の中で迷路脱出ゲームに挑戦してもらいます。

迷路を進みながら、次に進むマス目が壁か通路かを予測してもらったところ、ゲームの前に迷路の地図をすでに見ていたので、正答率は9割以上でした。

おそらくこのとき実験参加者は、その先が壁なのか通路なのか、つまりまだ見えていない先のシーンを、記憶した地図を頼りに頭の中で映像として思い浮かべて予測しているものと思われます。

実験参加者が迷路を思い浮かべている最中の脳の活動をfMRIで読み取り、そのデータを統計解析方法の1つであるスパースロジスティック回帰法を用いて解析しました。その結果、脳の特定の領域（前頭葉内側部と頭頂葉）で、次のシーンの予測に特化した活動があることが明らかになりました。

次に、実験者の脳活動から読み取った予測データを配置して、地図の復元を行いました。その結果、復元された地図は、実験に用いた地図と7割以上の一致度となりました。また、脳活動から復元した地図は、迷路予測ゲームの正答率が高い実験参加者ほど精度の高いものでした。

つまり、物事をよく覚えている人の脳の活動からは、そうでない人よりも正確な情報を読み出せるのです。

fMRIの解像度はまだまだ、その人がイメージしているものが明確に見えるというレベルには達していませんが、脳の信号を計算によって増幅して解析できるめどが立ったことは驚きです。

column

じゃんけん必勝システムついに誕生

　九州工業大学の研究者らが、脳波を解析することによって、頭の中で考えていることを解読するシステムを開発しました。現時点ではまだ、相手の心を読めるレベルには達していませんが、選択肢が簡単で限定される「じゃんけん」では、次になにを出そうと考えているかが分かるというシステムです。

　言葉をつかさどる脳の領域であるブローカ野は、言葉を発するときに、発声に先立って活発に活動します。活動は、次に発する言葉に依存していますので、たとえば、じゃんけんで「パー」と言う場合と「グー」と言う場合、「チョキ」と言う場合、それぞれで脳波のパターンが異なることが分かりました。しかも、それは声に出す必要がなく、心の中でそう言いながらじゃんけんをしても、脳波にはっきりと違いが現れました。将来的には声を出せない人との意思疎通が可能になるかもしれません。

　この実験では脳の中にはなにも手を加えず、頭の外から脳波を読み取っています。つまり、じゃんけんで次になにを出そうかと考えている内容は、身体の外に漏れているということですね。近い将来、モバイルウェアと遠隔脳波計が合体されたガジェットが開発されれば、相手が自分に好意的なのか、敵対的なのかが分かったり、目の前の異性がどの程度自分のことが好きなのかが分かったりしてしまうようになるかもしれません。

第3章 神経伝達物質による生命の調整

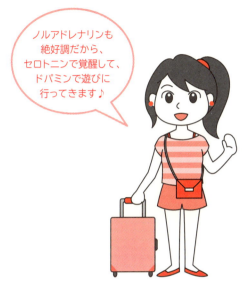

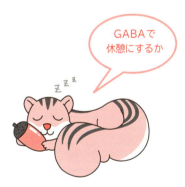

私たちは意識していませんが、運動や臓器機能の調整などは、自然に行われています。それらの調整や情報が、神経伝達によって適切に行われているからこそ、生命の健全性は維持されています。

3-1 2つの受容体

　神経伝達物質の研究は19世紀後半から進められ、20世紀になると生命現象を分子レベルで考察する手法が誕生しました。

　研究の初期には、アドレナリン、ノルアドレナリン、アセチルコリンに関する研究が精力的に行われています。その結果、化学的伝達には、コリン性とアドレナリン性の2つあることが分かりました。

　1960年代に入ると、ガンマアミノ酪酸（GABA）のようなアミノ酸や、ドパミンのようなアミン類が見つかります。1970年ごろになると、それまで知られていた神経伝達物質の数倍の大きさがある巨大な神経ペプチド類が発見されました。

　ニューロンや受容体は、最新の分析装置で画像化して観察することが可能になりました。しかし、神経伝達物質を生きた動物の脳内で画像化することは難しく、ニューロンと神経伝達物質の紐づけは、十分にできていない状態です。そのため、現在も新たな神経伝達物質と思われる化学物質が見つかっています。

　情報を受け取る側の受容体は、機能の観点から2種類に大別されます。

　1つ目は、「受容体」と「チャネル」の働きを1つの分子で兼ねているものです。つまり神経伝達物質を受け取ると同時に、自分自身がイオンの出入りを調節して、インパルス（活動電位）を開始する受容体です。このタイプには、運動やとっさの判断に関係するアセチルコリン、グリシン、ノルアドレナリン、GABAなどの受容体が該当します。

　2つ目のタイプの受容体は、神経伝達物質と結合することのみを行う

受容体で、そこから別のタンパク質と連携してインパルスを起こします。このタイプには、ドパミン、セロトニン、アドレナリン、ペプチド型神経伝達物質などの受容体が該当し、記憶や思考の働きに関係しています。

3-2 電気シナプス

　電気シナプスにおける情報伝達には、神経伝達物質が一切関わっていません。この仕組みは主に無脊椎動物で見ることができます。

　電気シナプスでは、神経細胞同士が直接接触し、コネクソンというチャネルのようなものでシナプス前膜と後膜をつなぎ合わせ、イオンなどを移動させます。

　電気シナプスのコネクソンでは、まるでハトメを使って細胞をくっつけたような結合（ギャップ結合）を作って細胞同士がつながります。ハトメの真ん中にあたる細胞膜の貫通路は、中央部分が開閉式のチャネルになっており、細胞内のカルシウムイオン濃度が変化すると、コネクソンを構築しているタンパク質の立体構造が変化し、それによってチャネルが開口します。コネクソンの開口部は非常に広いので、さまざまな低分子がギャップ結合を通って細胞間を行き来することができます。

　人体においても、一部では電気シナプスが使用されています。電気シナプスが活躍している部位の中で、最も研究が進んでいるのは心臓（心筋）です。心臓を構成する細胞は、寸分の狂いもなく同期して拍動しなければなりません。そのため、細胞同士が協調してタイミングをとる必要があります。この拍動が乱れると心不全になります。電気シナプスは、細胞同士が密着できるため心臓のような高い圧力に耐えなければな

らない臓器でも使用でき、しかも化学物質を使うよりも高速で情報を伝達できるので、多くの細胞が協調して動作する現象の制御には有利です。

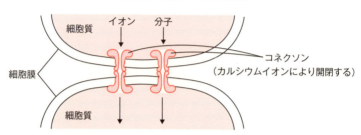

図3-1 電気シナプスの構造

コネクソンは、6個のコネキシンというタンパク質が六角形に配列された貫通構造をしています。ギャップ結合を作ります。

---

column

神経伝達物質をコンピューターで代替

　刺激の伝達が電気的なものであれば、それはコンピューターで代替することができるのではないかと考えた科学者がいました。そのような技術が確立されれば、事故などで脊髄を損傷して、脳や手足は健常であるのに体が動かせないというような患者が再び自分で動けるようになるかもしれません。

　第2章でコーヒーカップを手にとる例を示したとおり、大脳の役目は「歩こう」という意思を伝えることです。大脳から腰髄にある下肢歩行中枢という部位に大脳の意図が伝えられると、末梢神経によって実際の筋肉の動きが作り出されます。であれば、脳が足に向かって発信している情報をコンピューターで読み取り、下肢歩行中枢へ再入力することで、脳と下半身を接続できれば、脊髄が機能しなくても脳の命令を下半身に伝え、歩行を制御できるのではないかと考えられます。

　実際に人間でその実験を行った日本の科学者がいます。その結果によると、脳の電気的信号を手や腕の筋肉からコンピューターで読み取

り、その信号を元に作り出した刺激パルスを腰髄に磁気刺激で与えたところ、コンピューターによる脊髄迂回路によって下肢の歩行運動パターンを意図的に誘発したり、止めたり、あるいは歩行サイクルを速くしたりゆっくりしたりすることが可能だったとのことです。

このことは脊髄損傷を治療したことにはなりませんが、歩行を諦めている多くの患者にとっては福音かもしれません。

column

微生物は電気シナプスを使っている？

本節では、主に無脊椎動物の神経伝達で、電気シナプスが使用されていると紹介しました。これは、多細胞生物においては一般的に、神経伝達物質（化学物質）が神経細胞同士の情報伝達を担っているのに対して、例外的に神経細胞同士が電気的に接続されている生物もいるという意味です。

微生物においても、細胞（微生物）同士が互いに電子をやりとりする「電気共生」をしているものがいます。たとえば、土壌中のある種の微生物は、土壌中の導電性金属粒子を媒体として、離れた場所にいる別の微生物と、電気信号を使って情報のやりとりを行います。これは、多細胞生物における電気シナプスに相当する情報伝達のメカニズムです。

これを検証するための実験に用いられたのは、2種の土壌微生物（ゲオバクターとチオバチルス）です。これらは互いの代謝系を連携させて電子をやりとりし、チオバチルスはゲオバクターから電子を受け取ることによって自分の代謝を維持するという共生関係にあります。この関係は、脳の中で神経細胞が別の神経細胞と連携していることと似ています。

そのような微生物の生息土壌に、電気を通す酸化鉄粒子を添加したところ、両微生物の代謝速度が10倍以上に上昇することが発見されました。このことは、脳内にアセチルコリンを注入すると、神経細胞同士の情報伝達が活性化し、アルツハイマー病の治療に効果があること

と同じです。つまり、電気が流れやすい環境を作ったことによって、共生関係にある微生物の電子を使った情報伝達が促進され、やりとりされる情報の量が10倍となった結果、代謝活性が10倍に増大したことを意味しています。

3-3 ノルアドレナリンが臓器の働きを最適化する

　ノルアドレナリンは、交感神経^{注1}における神経伝達物質です。おさらいになりますが、交感神経は、自分の意識とは関係なく生命を維持するために動き続ける内臓などに作用しています。副交感神経とセットで自律神経系を形成します。

　交感神経で重要な働きをするノルアドレナリンですが、なにから作られるのでしょうか。ノルアドレナリンは、必須アミノ酸であるフェニルアラニンを原料とし、交感神経の内部で合成されます。フェニルアラニンは、肉や豆類、乳製品などの食品に多く含まれています。ノルアドレナリンは、フェニルアラニンを原料にして次のような順で合成されます。

フェニルアラニン ➡ チロシン ➡ レボドパ ➡ ドパミン ➡ ノルアドレナリン

　ノルアドレナリンは副腎髄質でも合成されており、そこで作られたものはホルモン^{注2}として血液中に放出されます。

注1　交感神経：交感神経の作用は、血圧上昇・アドレナリン分泌促進・瞳孔散大・消化器系抑制・泌尿器系抑制などです。

注2　ホルモン：ホルモンは副腎髄質で合成され、血液中を移動し、ほかの臓器に作用します。一方、神経伝達物質は、ニューロンから隣接するニューロンへシナプス間隙を移動して作用します。

図3-2 ノルアドレナリンの生合成

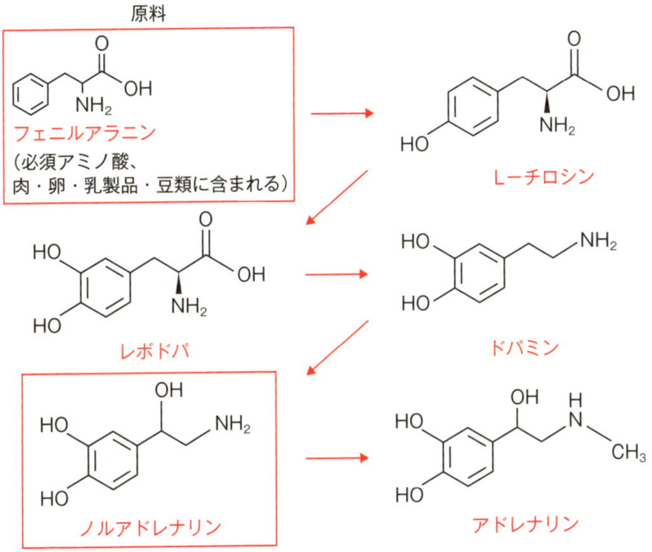

原料
フェニルアラニン
（必須アミノ酸、肉・卵・乳製品・豆類に含まれる）

L－チロシン

レボドパ

ドパミン

ノルアドレナリン

アドレナリン

　シナプス間隙に放出された神経伝達物質は、情報を過剰に伝達し続けないようにするため、分解酵素によって分解されるか、ニューロンに再度取り込まれます。ノルアドレナリンの場合は、神経終末から放出されたうちの8割が、神経終末部に再取り込みされます。残りは、モノアミン酸化酵素で分解されます。この酵素の働きを阻害（じゃま）すれば、シナプス間隙におけるノルアドレナリンの濃度を高めることができます。そのためこの酵素は、精神疾患治療薬の重要なターゲットになっています。

　また最近では、精神疾患だけではなく免疫機能の調節にもノルアドレナリンが関わっていることが分かっています。

　睡眠や血圧、代謝など、ほとんどの生理機能は、体内時計によって

制御された日内リズムをもっています。最近ではこのリズムを把握したうえで、一番効果の高いタイミングで薬を処方する工夫なども行われているほどです。

免疫機能の役目は、体内に侵入したウイルスや雑菌を攻撃して身体の健全性を維持することです。免疫機能を効率よく働かせるために免疫機能も日内リズムをもっており、その調節を担っているのが、交感神経の日内リズムです。

免疫機能の主役は、リンパ球と総称される複数種類の細胞群です。リンパ球は、リンパ管の中を通って全身をパトロールするように移動しています。リンパ球の多くは全身のあちこちに分布するリンパ節と呼ばれる器官に集まっています。リンパ節は、体内に侵入した雑菌が来るのを待ちかまえ、それらをまとめて破壊する処分場のようなものです。リンパ節には交感神経が伸びており、そこからノルアドレナリンが分泌されます。詳細なメカニズムは未解明ですが、リンパ球の受容体にノルアドレナリンが結合すると、リンパ球がリンパ節から出ていくのを抑制し、その結果、リンパ節中のリンパ球数が増加して免疫機能が高まります。

交感神経は、私たちが活発に活動する昼間に機能が高まり、私たちの活動が低下する夜間に機能が低下する日内リズムをもちます。それに伴ってノルアドレナリンの分泌量が上下することが、血液中のノルアドレナリン濃度の追跡調査から確認されています。

ウイルスや雑菌に感染するのは、私たちが屋外で活発に活動して、ウイルスの保持者と接触したり、ケガをしたりすることがきっかけになるケースが多いと思われます。そのようなリスクの高まる時間帯に交感神経を活性化し、ノルアドレナリンを睡眠時の2倍以上分泌して、免疫系ができるだけ効率のよい行動をとるように指令を出すのは非常によくできた仕組みだといえます。

3-4 セロトニンが覚醒させる心

　セロトニンは、神経伝達物質として中枢系で重要な役目を担っています。脳の覚醒、精神の安定、意欲のコントロールに関係しています。動物では、小腸などで合成され、中枢よりもむしろ胃腸管粘膜や血小板に多く存在しています。

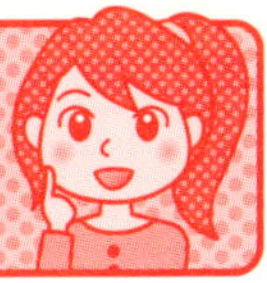

　セロトニンは、なにから作られるのでしょうか。セロトニンは、アミノ酸のトリプトファンを原料とし、5-ヒドロキシトリプトファンを経由して作られます。

図3-3　セロトニンの生合成

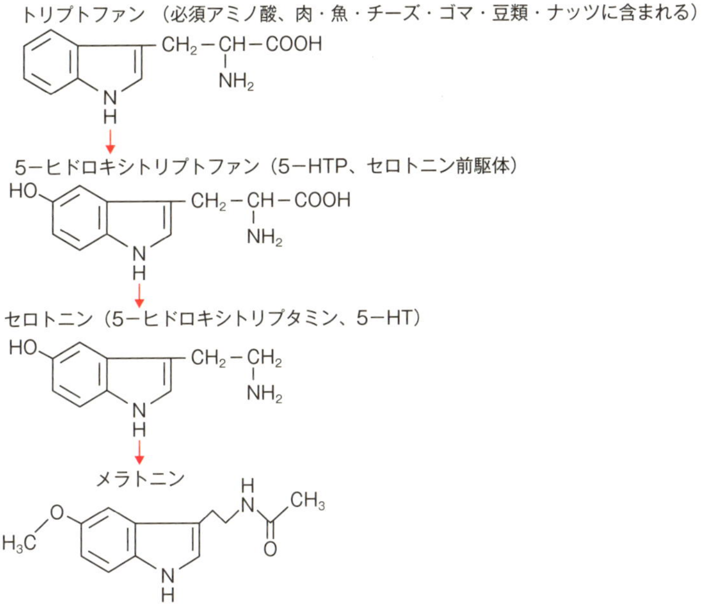

トリプトファン（必須アミノ酸、肉・魚・チーズ・ゴマ・豆類・ナッツに含まれる）

↓

5-ヒドロキシトリプトファン（5-HTP、セロトニン前駆体）

↓

セロトニン（5-ヒドロキシトリプタミン、5-HT）

↓

メラトニン

第3章　神経伝達物質による生命の調整

　セロトニンは、筋肉において強力な平滑筋収縮作用をもち、神経系では正常な精神機能の維持に関わります。脳には、セロトニンをキャッチする受容体タンパク質が14種類もあることが知られていて、セロトニンが幅広い機能の調整を担っていることが推察されます。

　朝起きて太陽光を浴びると、セロトニン神経が活性化するため、気持ちのよい1日をスタートできます。セロトニンのレベルが低いままだと、目覚めが悪くぼんやりした状態で1日をスタートすることになります。

　また、今まで知られていなかったセロトニンの機能として最近注目されているのは、動物が争いの中で自分が優勢か劣勢かを判断したり、いつ降参するかを決めたりすることにセロトニンが関わっている点です。

　人間はかなり理性的な生物かもしれませんが、野生に目を転じれば、多くの動物は常に同じ種類の仲間同士で戦っています。あるときは餌の奪い合いや、食うか食われるかの戦いをし、ときには子孫繁栄をかけてメスに対する主導権を得るための戦いもしますし、自分の縄張りを守るためにも戦っています。

　野生動物の多くが常に戦っているのであれば、いつかは最も強い1匹を残して死に絶えてしまいそうなものですが、実際にはそのようになりません。そこには、同種の中でも強い個体の遺伝子を残すことは重要であるけれど、同種で死ぬまで戦い続けることは、種の繁栄の観点からは決してベストな選択ではないという遺伝子の見えざる判断があります。つまり、どのような動物であっても、同種同士の戦いをどこかで打ち切る判断を下す回路をもっていて、そこにセロトニンが関わっているのです。

　進化の過程で獲得した判断メカニズムに基づき、「この戦いは自分が劣勢だ、戦いをやめるべきだ」という判断がなされると、劣勢側が降参することによって戦いが終わります。それによって種を存続させるための個体数や、遺伝子のバリエーションは守られます。降参するとき、動物

はさまざまな行動でそれを示します。ある場合は逃げ出したり、ある場合は身体を低くして従属のポーズをとったり、おびえてすみっこで小さくなることが降参のサインになることもあります。

このような降参行動をつかさどっているのが、脳内の手綱核−脚間核神経回路と腹側手綱核です。手綱核−脚間核神経回路は、間脳と中脳を連絡する回路で、高度な判断に関わる大脳辺縁系ともつながりがあります。戦況や相手の強さなどの情報を前脳から受け取り、セロトニンの放出を制御して戦う意欲を調節します。

また、腹側手綱核もセロトニンの放出を制御する脳領域です。この部分の回路を機能しないようにすると、降参の判断ができなくなり、負けているにもかかわらず、前述のような負けを認める反応ができなくなって、優勢者に対していつまでも攻撃し続けることが分かっています。

争いの中で自分が優勢なのか劣勢なのかを判断する脳内メカニズムでは、複数の回路が複雑に働いて判断を行っているようですが、いずれにしてもその回路にはセロトニンが関わっていることが分かっています。

3-5 運動を調節するドパミン

ドパミンは、運動を調整する機能と、気分をよくさせたり緊張させたりする機能をもちます。ドパミンは、構造中にカテコールという構造をもつので、カテコールアミン[注3]と総称されるグループに含まれます。

[注3] カテコールアミン：ノルアドレナリン、アドレナリン、イソプロテレノール、ドパミン、イボパミン、ドブタミンなど。いずれも交感神経に作用する神経伝達物質です。

第3章　神経伝達物質による生命の調整

　ドパミンの生合成では、ノルアドレナリンと同じく、必須アミノ酸のフェニルアラニンから始まり、チロシンとレボドパを経由して、ドパミンが生成されます。ドパミン自身は、ノルアドレナリンとアドレナリンの原料でもあります。

　ドパミンが結合できる受容体は、D1からD5まで5種類あります。そのためドパミンの作用は多岐にわたり、運動調節、ホルモン調節、気持ちよいという感情、意欲、動機づけ、学習などに関わります。ドパミンが枯渇すると、筋肉が硬く動かなくなったり、本人の意思に関係なく震えたりする運動障害が起きます（パーキンソン病の症状）。

　パーキンソン病の患者においては、大脳の線条体という場所でドパミンが枯渇していることが分かっています。これを治療する方法の1つとして、ドパミンを増やしてあげる方法があります。ドパミンそのものは、注射しても脳内に入っていきませんので、代わりに、脳内でドパミンに変化する物質であるレボドパを静脈内注射することで、脳内のドパミンを増やします。この方法によって運動障害が改善します。

　では、ドパミンの量を多くしてやれば、運動がすごく上達するかといえば、そういうものでもありません。ドパミンが過剰になると、幻覚を見たり、運動をコントロールできなくなって自分の思っていない行動を身体がしたりすることもあります。これはちょうどパーキンソン病の逆の症状です。あるいは、手が汚れているような気がして仕方がなくなり、アライグマのように汚れてもいない手を洗い続けるような強迫神経症も、ドパミン過剰によって起きる疾患です。

　また、運動の調節とは全く異なるドパミンの重要な役目として、つがい形成があります。北米原産のプレーリーハタネズミは、哺乳類ではまれな一夫一婦制をとり、夫婦が同じ巣穴でともに子育てをしながら生活をする動物で、一夫一婦制に関する科学的実験でしばしば使用されま

す。プレーリーハタネズミがつがいを形成するときには、ドパミンが大量に放出されることが分かっています。

人間における、恋愛感情と脳内の神経伝達物質の挙動ならびにドパミン神経の活性化の関係をPET（陽電子放射断層法）で調べた研究においても同じように、実験ボランティアが恋人の写真を見ると、大脳皮質の特定の領域でドパミン神経が活性化されることが分かりました。

この領域は、欲求が満たされたときに快感を生み出す報酬系と呼ばれる領域と一致しており、ドパミンは、恋愛感情のような極めて主観的でパーソナリティに依存する感情に対しても神経伝達物質として機能しているようです。

3-6 アセチルコリンによる全身バランスの調節

神経伝達物質の中で最も重要なのがアセチルコリンです。副交感神経、自律神経、運動神経、ニューロンと筋肉細胞の接合部、中枢神経系全般で神経伝達物質として機能しています。

アセチルコリンは、なにから作られるのでしょうか。アセチルコリンは、アセチルコエンザイムAとコリンから生成されます。使用済みのアセチルコリンは、分解酵素のアセチルコリンエステラーゼでコリンと酢酸に分解されます。

アルツハイマー病の病態の1つに、アセチルコリン量の減少があります。アセチルコリンの分解酵素を阻害すると、アセチルコリンの量が増えるので、アルツハイマー病治療薬のターゲットの1つとなっています。このことは第6章で詳しく紹介します。

第3章　神経伝達物質による生命の調整

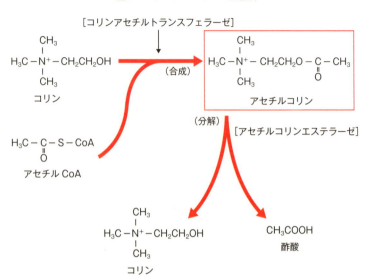

図3-4　アセチルコリンの生合成

アセチルコリンの作用は、「ニコチン受容体」と「ムスカリン受容体」という2つの受容体のどちらに結合するかによって違います。

ニコチン受容体（nACh）は、骨格筋の収縮や自律神経の興奮、アドレナリン分泌などに関与します。イオンチャネルと一体化しており、ナトリウムイオンとカリウムイオンの細胞内外の行き来に関与しています。

ニコチン受容体のある特定の遺伝子タイプは、ニコチン依存症になりやすいことが示唆されています。また、その遺伝子タイプの違いによって、アセチルコリンとの結合親和性に変化が生じ、神経伝達系の個人差が現れます。面白いことにその違いは、瞬きの頻度の違いとして容易に確認できることが最近の研究で分かりました。つまり、瞬きの頻度には個人差があり、1分間に数回の人から数十回の人までさまざまな人がいますが、その違いは、ニコチン受容体の遺伝子のパターンの違いを反

映しているのです。そこから、ニコチン依存症のなりやすさなど、アセチルコリン神経伝達系が原因で発症する病気のなりやすさを評価できることになります。これは、予防医学に大きく役立ちそうです。

ムスカリン受容体（mACh）は、副交感神経に作用し、心拍数減少、血管拡張と血圧低下、消化管平滑筋収縮、膀胱括約筋弛緩、虹彩縮瞳、唾液と汗の分泌減少などの効果があります。ムスカリン受容体は、Gタンパク質介在型と呼ばれ、受容体にアセチルコリンが結合することによって隣接するGタンパク質を活性化し、ニューロン内に刺激を伝えます。受容体自身はチャネルの役目をもっていません。

図3-5　ニコチン性受容体とムスカリン性受容体の違い

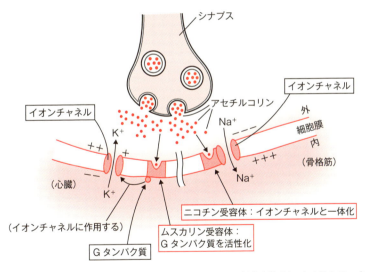

ニコチン受容体は、アセチルコリン受容体とイオンチャネル部分を併せもった1個のタンパク質です。一方、ムスカリン受容体は、アセチルコリン受容体とイオンチャネルが別々のタンパク質で、アセチルコリン受容体がイオンチャネルに作用することによって、イオンチャネルが開きます。

3-7 ヒスタミンはアレルギーだけではなかった 摂食の調節

　ヒスタミンは、中枢において覚醒やけいれん抑制、食欲抑制に関与し、末梢では免疫調節、平滑筋収縮、血管拡張、血管透過性亢進、胃酸分泌などに関わっています。血管拡張や血管透過性亢進作用のため、花粉症や風邪などのときの鼻水やくしゃみに関係する物質です。抗ヒスタミン薬で眠気が生じるのは、中枢作用の覚醒が抑制されるためです。

　ヒスタミンは、なにから作られるのでしょうか。ヒスタミンは、必須アミノ酸のL－ヒスチジンが脱炭酸されて生成されます。ヒスタミンの合成酵素は、中枢のほか肥満細胞や、くしゃみ鼻水に関係する好塩基球性白血球などにも存在しています。

　ヒスタミンを神経伝達物質とする神経系の重要な役目に、代謝機能の調節があります。代謝機能の調節と表現すると、多くの人にとっては他人事と思われてしまいますので、肥満、糖尿病、高脂血症と言い換えてもよいかもしれません。

　これらの疾患は、端的にいうと、食べすぎ、飲みすぎ、運動不足などの不摂生を引き起こす本人の怠惰な性格が原因と思われています。根本的には、脳の視床下部つまり中枢を神経伝達のスタート地点とするヒスタミン神経系の摂食調節の異常と、全身の代謝機能つまり末梢の調節がうまくいかないことが、密接に関係した結果によるものです。

　神経伝達物質といえば、モノアミン系やセロトニン系などが記憶などとの関係においてしばしばクローズアップされます。一方で、ヒスタミンはあまり認識されていないのが現実です。ヒスタミン神経系は、視床下部

と脳の各領域を高密度に接続しています。この神経系は、満腹や空腹、消化吸収などに関係しているため、記憶や学習以上に生死に関わる重要な機能を担っています。

摂食調節において、ヒスタミンは自動車のガソリンメーターのような働きをします。すなわち、空腹時にはからっぽで、食事を始めると視床下部でヒスタミンが増加し始め、満腹時に満タンとなります。このため、ヒスタミンのことを満腹物質とも呼びます。不思議なことに、ヒスタミンは普通に口で食品を食べなければ増加しません。食事と同じカロリーや糖質であっても、チューブで胃に直接入れてしまうとヒスタミンは増加しないのです。口での咀嚼などによる感覚がヒスタミンの増加を促しています。そのため、あまり噛まずに飲み込む食事をすると、ヒスタミンが食べた量のわりに増加しないので、いつまでたってもメーターが満タンにならず、結局過剰な摂食をしてしまいます。早食いが太るというのは、勢いでたくさん食べてしまうのが原因ではなく、早食い＝咀嚼をあまりしないためにメーターがあまり上がらないことが問題なのです。したがって、少ない食事の量でもしっかり噛めばメーターはぐんぐん上昇し、食事を終わらせるための満腹信号が早くに出されるため、過食や肥満を防ぐことができます。

ヒスタミンの受容体は4種類以上知られており、覚醒、摂食、代謝調節、胃酸分泌、免疫といった機能によって受容体が異なっているものと思われますが、まだ遺伝子タイプによる受容体の分類は完全ではありません。なお、摂食調節や末梢のエネルギー消費に関わる中枢性の制御は、ヒスタミンH1受容体が制御しています。

第3章 神経伝達物質による生命の調整

図3-6 ヒスタミンの生合成

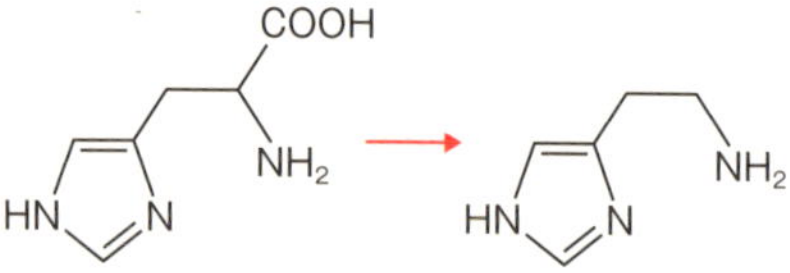

ヒスチジン（必須アミノ酸） → ヒスタミン

主なヒスタミン受容体
- H_1 受容体
  - 覚醒
  - 血管拡張
  - 血管透過性亢進 ── I型アレルギー
- H_2 受容体 ── 胃・十二指腸、胃液分泌促進

3-8 興奮させるグルタミン酸、それを抑えるガンマアミノ酪酸

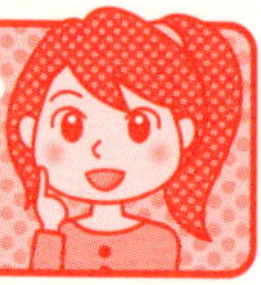

　記憶や思考に伴って、神経細胞のシナプスから大量の神経伝達物質が放出されます。

　神経伝達物質は、情報の受け取り手である神経細胞を活性化する興奮性と、逆に鎮める抑制性の2種類に分けることができます。

　興奮性神経伝達物質の代表がグルタミン酸で、抑制性神経伝達物質の代表がガンマアミノ酪酸です。

　ガンマアミノ酪酸は、グルタミン酸を原料として体内で合成されます。興奮性のグルタミン酸を原料にして、抑制性の神経伝達物質が作り出される点は興味深いところです。

　グルタミン酸もGABAも、記憶のメカニズムに深く関与していることが示唆されています。

　グルタミン酸は、人が新しいことを覚えるときなど神経が情報を保持する過程で大量に放出されることが分かっています。グルタミン酸は、神

経細胞のネットワークを新たに構築する過程でのみ必要ですので、通常は用事が終わればすみやかに除去されます。

ところが、なんらかの理由で除去がうまくいかず、シナプス周辺にグルタミン酸が滞ると、神経細胞は興奮した状態を維持させられることになり、機能に支障をきたして、てんかん発作を引き起こしたり、神経細胞が過労死したりします。

図3-7　神経伝達物質グルタミン酸の構造

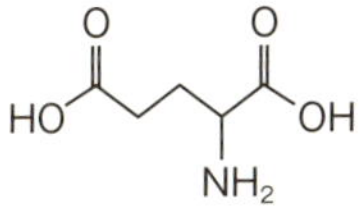

グルタミン酸で興奮した神経細胞を落ち着かせるのが、ガンマアミノ酪酸（GABA：ギャバ）です。

GABAは、抑制性神経伝達物質で、交感神経におけるノルアドレナリンの放出を抑制します。

作用する場所は脳の内部です。GABAは血液脳関門を通過できないので、食品として摂取しても役に立ちません。

そのため、血液脳関門を通過できるグルタミン酸を材料にして、脳内で合成されます。

合成後、神経終末に蓄えられ、神経の興奮を抑制せよという命令を受けるとシナプス間隙に放出されます。

神経の興奮を抑えるのが仕事ですので、ガンマアミノ酪酸が脳内で不足すると、異常な神経の興奮を抑えきれなくなり、けいれんが起きます。

図3-8　GABAの生合成

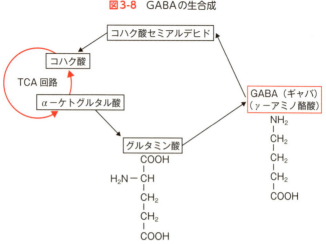

　最近の研究では、GABAが記憶の定着と関係していることも分かってきました。

　恒久的な記憶の保持にはニューロン回路の形成が伴っている可能性が高いと、多くの科学者は考えています。

　睡眠後に記憶が整理されている場合が多いことや、ラットにおける観察結果から、睡眠時にはニューロン回路におけるシナプスの整理が促され、それはGABAの働きによるものである可能性が指摘されています。

　GABAによるシナプスの整理は、幼児期の言語習得時にも起きていると推定されており、自閉症や統合失調症との関係も指摘されています。

　いまだメカニズムは解明されていませんが、GABAは抑制だけではなく、長期記憶に重要な役目を担っている可能性があります。

　記憶には、シナプスの形成が大きな意味をもっていると考えられていま

す。

　新たな情報を記憶した直後、シナプスが形成するネットワークには、重複などの無駄な部分が多いとされています。それが睡眠中に適切につなぎ替えられ、不要なシナプスが削除されるなどして神経回路の整理が行われ、記憶が定着するといわれています。

　人為的にレーザーでラットの脳内におけるGABAの放出を促進させたところ、神経細胞の接続の除去や縮小による整理が促進されることが分かりました。

　つまり、GABAは、記憶に関する神経ネットワークを最適化するためにシナプスを整理する役目も担っていたのです。

3-9 その他の主な神経伝達物質の働き

グリシン

　グリシンは、GABAと並ぶ二大抑制性神経伝達物質です。

　グリシンも、グルタミン酸と同様に、さまざまな動物性タンパク質の構成成分として大量に存在し、体内ではいろいろな化学物質の原料として使用されています。

　脊髄では、運動神経から枝分かれしたニューロンがレンショウ細胞に情報を出力しています。

　レンショウ細胞は、運動神経に対し抑制性のグリシンを放出し、過度な興奮を抑えます。

図3-9 運動神経とレンショウ細胞の関係

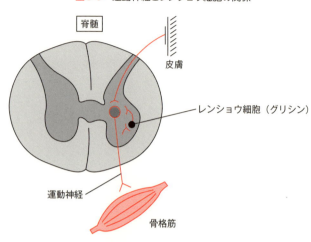

つまり運動神経は、筋肉を興奮させると同時に、自分自身の興奮を抑える役目をもつレンショウ細胞にも情報を伝達します。

まるで「俺が興奮しすぎたら抑制してくれよな」といわんばかりの回路接続によって、抑制性のグリシンを受け取ることにより、運動神経は興奮を抑制する仕組みになっているのです。

サブスタンスP

サブスタンスPは、痛覚や炎症を伝達する物質です。肥満細胞からヒスタミンを放出させます。消化器などの末梢神経系と中枢神経系にのみ存在します。11個のアミノ酸が結合した巨大な構造をもつ神経ペプチド[注4]の1種です。

注4 神経ペプチド：神経伝達物質そのもの、あるいは神経伝達をサポートする物質のうち、複数のアミノ酸が結合したペプチドと呼ばれるタンパク質の断片のような構造をした分子の総称です。

神経伝達物質としてのサブスタンスPは、興奮性です。最初に発見された機能は平滑筋収縮でした。

その後、血管拡張、免疫系、痛覚情報伝達などにも関わっていることが分かってきました。

図3-10　サブスタンスPの構造

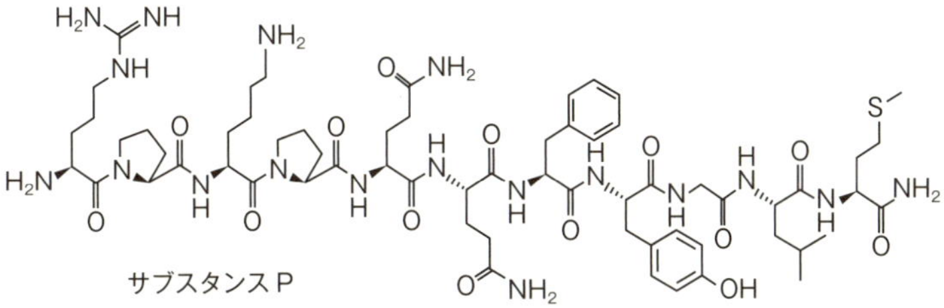

サブスタンスP

ニューロテンシン

ニューロテンシンは、哺乳類の小腸（末梢性）や中枢に存在する抑制性の神経伝達物質です。

血管拡張、血圧降下、体温低下、消化管運動抑制などに関与します。中枢に作用して、侵害刺激の伝達を抑制し、体温を低下させます。オレキシン神経を活性化します。

脂肪の摂取により放出され、脂肪酸の吸収を促進します。

サブスタンスPよりさらに大きく、13個のアミノ酸が結合したペプチドです。

第4章 こんな人の神経伝達物質はどうなっているのか

冷蔵庫に入れておいたプリン、勝手に食べたの誰だよ！あとで食べるの楽しみにしてたのに

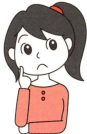

攻撃性の神経伝達物質が絶賛放出中……

なにかに熱中しているとき、怒っているとき、ゆっくり休んでいるときの神経伝達物質は、どんなふうになっているのでしょうか？
たとえば、タバコを吸いたくて仕方ない感情は、実は神経細胞が神経伝達物質を見間違えているから起こるのです。

第4章　こんな人の神経伝達物質はどうなっているのか

4-1 すぐに忘れる記憶と保存しておく記憶

　記憶は、保持されている時間によって、「感覚記憶」、「短期記憶」、「長期記憶」に分けることができます。いずれにも神経伝達物質が関与します。

　感覚記憶は、一時的な情報置き場のようなもので、記憶というよりは、脳が目の前の出来事を認識するためのものです。情報は数秒以内に消えてしまいます。

　短期記憶は、長くても1～2分程度の比較的短い時間でしか保持されない記憶のことです。たとえば、電話をかけるときに番号を覚えていても、電話をかけ終わるとその番号は忘れてしまいます。このような短期記憶は、自身の意思で覚えようと努力しない限り、すぐに忘れ去られてしまいます。

　短期記憶は、まず短期記憶用の置き場に保管されます。ここに保管された情報は、用事が終わればすぐにゴミ箱に放り込まれる運命にあります。しかし、復唱などによって覚える努力をすることで、長期記憶用の保管場所に移動して記憶として定着します。

　短期記憶は、記憶している時間が短いだけではなく、覚えられる文字数にも制限があります。それを米国の心理学者ジョージ・ミラー[注1]は、マジカルナンバー7と呼び、7（±2）桁の数字が短期記憶で覚えられる範囲であるとしました。

　長期記憶は、数日から数年以上の長期にわたって記憶され続けているものをいいます。長期記憶とニューロンの関係については、まだよく分

注1　ジョージ・ミラー（1920-2012）は米国の心理学者です。最も有名な研究はマジカルナンバーの件ですが、自然言語処理のような心理学と情報処理の狭間の研究でも有名です。

かっていません。脳を事故などで損傷すると、記憶を失ったり、新たな出来事を記憶できなくなったりするという事実から、記憶の作り出される仕組みとして、記憶が形成される瞬間にニューロンネットワークの中になんらかの構造的な変化が起き、それが持続的に保持されていることが推定されます。

短期記憶は、ちょうど電源を切れば消えてしまうコンピューターのメインメモリのような状態で、記憶が可逆的変化として作られていると考えられています。

短期記憶が長期記憶に変化するためには、ニューロンネットワークの永続的かつ構造的な変化、つまり新たなシナプスの形成や記憶前は接続していなかったニューロン同士の接続の形成、場合によっては、そのシナプスの除去が行われているものと考えられます。

コンピューターと脳はよく比べられます。たとえば、スーパーコンピューター「京」と脳を比べたとき、どちらが優れているのでしょう？

京の成果の例として近年では、「病気の原因の酵素と医薬品候補化学物質の相互作用をシミュレーションした」とか、「細菌の細胞質のすべての分子の挙動を力学的に解析した」などという華々しいものがあります。これらは人間の脳では、どれほど努力しても達成しえないものです。

しかし最先端の科学研究において、京にどのような計算をさせるのか、さらにそのアルゴリズムをどうするのかを考え出したのは、人間の脳です。しかも、脳はわずか1.4kgという軽さで、大がかりな冷却装置も不要で、非常に省エネルギーです（スーパーコンピューターの電気代は年間に1億円を上回る）。それでいて思考や判断などの卓越した性能をもつのが脳なのです。

第4章 こんな人の神経伝達物質はどうなっているのか

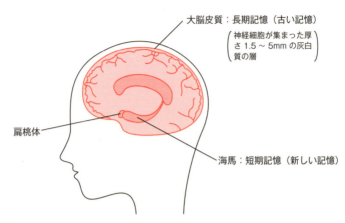

図4-1 記憶が保持される場所

海馬は、記憶の整理と新しい記憶の一時保管をします。なにか新しいことを覚えたとき、それを長期記憶にする努力をしなければ、記憶はすぐに消去されます。記憶するための反復トレーニングが行われると、記憶の内容は大脳皮質に転送されて長期記憶となります。海馬での一時記憶は、神経伝達物質によるものと考えられており、消え去る運命にあります。大脳皮質ではニューロンの接続として記憶されるので、一時的に忘れても消去されずに再び思い出せます。

---

column

脳の機能をコンピューターでアシスト

最近、シナプスを電池に見立てる考え方があります。シナプスに情報が届くと、細胞表面に電流が発生します。情報の受け渡しの有無によって、この電流は現れたり消えたりします。つまり、信号をやりとりしているときのシナプスは、あたかも電流が流れる電池のようだというのです。

このシナプス電池から複数のニューロンを電線としてつないでいくと、頭をめぐる電流の流れが生じ、これを回路に見立てることができます。豆電球をつなげた回路に電流を流すと、豆電球は明るく輝きます。脳の電気回路も同様で、電流が多く流れればニューロンは活発に活動し、発火状態になります。物事を一生懸命考えたりするとき、

ニューロンは激しく発火しています。つまり、頭の電気回路に電流が多く流れていることになります。そこで科学者は考えました。頭の回路の抵抗値を意図的に制御できれば、回路を流れる電流を操作できることになり、結果としてニューロンの発火をコントロールできるのではないかと。

　第2章最後のコラムで人の心を脳波計で読み取ることを紹介したとおり、頭の表皮に出てきた部分の電流は、脳波の測定として広く使用されています。そこで、頭皮上に回路が出てきた部分に、特殊な装置を取り付け、回路全体の抵抗値が下がるように細工するとどうなるでしょうか。そうすると、頭皮付近の電気抵抗が下がり、回路全体の電気抵抗が下がります。よって、神経回路に流れる電流は増加するはずです。この変化は、ニューロンの発火を増やし、脳の働きを活発にするはずです。ここでいう特殊な装置のことを専門家は負の電気抵抗と呼んでいます。

　実験ボランティアに、負の電気抵抗を取り付け、シューティングゲームのようなマウスのクリック課題を与えました。負の電気抵抗のスイッチを入れたり切ったりしながら、マウスシューティングゲームに取り組んでもらいました。すると、スイッチを入れ、神経回路に流れる電流を大きくした場合は、実験ボランティアの反応時間が短縮することが分かりました。つまり、ニューロンネットワークの抵抗値を減らすことによって、頭の回転を速くすることができるということです。

　将来、負の電気抵抗の装置が小さくなって、女性用はリボンに、男性用は帽子などに内蔵できるようになれば、それらを装着するだけで頭がよくなる時代が来るかもしません。

4-2 非常に優れた自伝的記憶をもつ人

　まれなことではありますが、子供のころから今までのいろいろな出来事を、その詳細まではっきり思い出せる人がいます。○年○月○日にあなたはなにをしていましたかと聞いたとします。するとその人は、その日の曜日から、天気、その日に自分がなにをしたかの詳細や、その日に起きた事件や出来事までも思い出して語ることができます。逆に、ある出来事を紹介して、それがいつのことだったかを質問しても、○年○月○日とその日にちを的確に答えることができます。

　その人たちは、いったいどのようにして記憶を思い出すのでしょうか。聞いてみると、視覚的に日付を記憶しているのだそうです。彼らは、日付を言われるとその日が見えると表現しています。

　フォトグラフィックメモリーという能力が知られています。これは、見たもの、見えたものをビデオのように記憶し、必要に応じて頭の中で再生したり静止画で思い浮かべたりできる能力です。

　しかし、彼らの記憶の仕組みは、フォトグラフィックメモリーとも少し違うようです。子供のころからのことをすべて記憶しているとはいっても、非常に細かな部分まで完璧に記憶しているわけではなく、その点では、むしろ普通の人の記憶の仕組みに似ていて、忘れていることや間違えることもあります。研究者らが、過去の記憶について彼らに質問する実験を行ったところ、だいたい80～90％の正解率だったそうです。同じ質問を普通の人にしたところ数％しか正解できなかったので、いずれにしても普通と違うことは間違いありません。

　このような記憶力に対して、カリフォルニア大学アーバイン校の研究者

らが「非常に優れた自伝的記憶（HSAM：Highly Superior Autobiographical Memory）」と名付け、これまでの記憶力がよい人とは明確に区別しました。非常に優れた自伝的記憶をもっている人の存在は2006年に発表され、その後同様の記憶をもつ人の調査が行われました。今のところ米国では十数人しか見つかっていないようです。

では、非常に優れた自伝的記憶をもつ人と、そうでない人はなにが違うのでしょうか？ いろいろな実験が行われましたが、これを調べるのは非常に困難で、結局、HSAMはこれまでのニューロンに関する常識を超越した能力であるため、普通の人である科学者には、それを評価することができなかったということです。

磁気共鳴映像法（MRI）を使った脳の構造観察により、HSAMについて、

- ニューロンの細胞体部分の大きさや形が違う
- 脳のある領域から別の領域への情報の伝達効率が高い

などの特徴が明らかになりました。またHSAMは、積極的になにかを覚えようとして覚えるのではなく、単に見聞きしただけのことを忘れないことも分かってきています。つまり、記憶するというよりも、知っているという状態です。

マヤ文明のように文字を発明しなかった文明は、自分たちの歴史を伝えるために、言葉と記憶を使いました。それはある特定の特殊な能力をもった人が、先代から語り継がれた民族の歴史に、自分が見聞きしたことをさらに加えて、後世に語り継いでいました。そういう人は、おそらく非常に優れた自伝的記憶をもつ人だったはずです。大昔から、人類のごくわずかな割合の人がこのような記憶をもつ人として存在し続けているのかもしれません。

第4章 こんな人の神経伝達物質はどうなっているのか

図4-2 非常に優れた自伝的記憶のイメージ

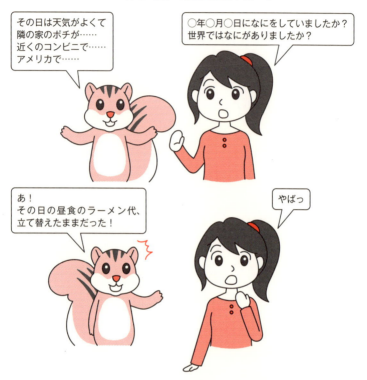

覚えているというよりも、知っているという感覚です。特定の日のあらゆる出来事を語ることができますが、古い話になると2割くらいは間違えるようです。

4-3 楽しいことをしている人の神経伝達物質

1週間の仕事を終えて、たくさんのパンフレットを机の上に並べて次の休暇に出かける旅行のプランを立てているとき、あるいは、1人静かに自宅でプラモデル作りに熱中しているときなど、私たちのニューロンは快楽物質ドパミンで満たされています。

図4-3 ドパミンの構造

ドパミン

旅行で楽しい経験をするとまた出かけたくなったり、プラモデルを1つ完成させるとまた次を作りたくなったりするように、自分が楽しいと感じたことを繰り返し行いたくなるのも、ドパミンの作用です。ある行為によってドパミンが分泌されることを知った脳は、再びその行為を求めるのです。そのため、ドパミンは報酬物質とも呼ばれます。

では、ドパミンの分泌がすべて、私たちの暮らしにおいて楽しいものであるかといえば、そうとも限りません。ギャンブルに入り浸りになったり、麻薬を繰り返し求めたりすることも、全く同じメカニズムなのです。

社会的によいことであれ悪いことであれ、欲求を満たしたとき、あるいは欲求を満たすことに向かってなにかに取り組んでいるとき、ドパミンは大量に分泌され、神経系を活性化します。このような神経系を**報酬系**といいます。また、自分で自分の神経系を活性化するので、自己刺激と

第4章 こんな人の神経伝達物質はどうなっているのか

も呼びます。

　脳研究の中で自己刺激に関する研究は、比較的古くから行われている領域です。よく知られた古典的実験[注2]に、実験動物ラットの脳の欲求系に関わる部分に電極を埋め込み、ラットがスイッチに触れると電流が流れて快感を与えるというものがあります。

　ラットがスイッチを狂ったように押し続けて、自己刺激によって快楽を得続けようとすることを確認した実験です。このような行動は、ラット以外にも鳥類や魚類まで多くの生物で確認でき、動物が物事を学習できることを示しています。

　そのため、動物の学習を利用する実験の基本として、今でも応用されています。

　自己刺激は、視床下部を中心とした大脳辺縁系および中脳被蓋で起きます。大脳新皮質や小脳では見られません。

　もし、大脳新皮質で自己刺激が起きるならば、勉強し続けることが楽しくて楽しくて、勉強せずにはいられなくなりそうです。

　また、小脳で自己刺激があれば、スポーツ選手は肉体の疲労も忘れてひたすらトレーニングできそうです。しかし、なかなかそううまくはいかないようです。

　参考までにいうと、動物は、スイッチを押したときに電気刺激を受けて痛い目に遭う場合もよく学習します。これに関係する神経系を、報酬系の逆で**罰系**と呼びます。

[注2] 古典的実験：米国の神経科学者ジェームズ・オールズとピーター・ミルナーが発見し、1954年に発表しました。

図 4-4　足元に電気ショック

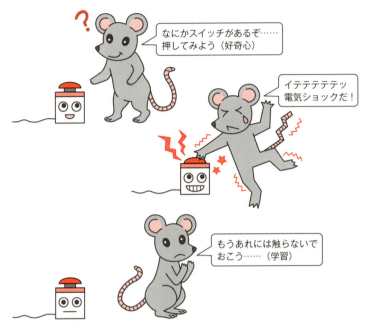

実験用マウスは、スイッチを押すとおやつがもらえる報酬系も、スイッチを押すと痛い目に遭う罰系も、どちらもよく学習します。

---

column

楽しいことを他人に伝える伝達物質

　喜びの感情は、顔の表情や声に表れます。それだけではなく、嬉しいときに産生される物質が汗とともに分泌され、匂いによっても喜びの感情が他者に伝えられているということが、トルコのコチ大学（イスタンブール）の研究で分かりました。その匂いを嗅いだ人は、幸せな気持ちになるそうです。

　恐怖や嫌悪感などの感情が、汗の匂いによって他人に伝わることは、

すでに明らかにされています。これらの負の感情は、迫り来る危険を仲間に伝えるために進化したと考えることができます。これに対して、自分の喜びをほかの仲間に伝えることは、生存競争を勝ち抜いて自分の遺伝子を子孫に伝える観点からすると、あまり意味のないことのように思えます。しかし、こういった正の感情も負の感情と同様に匂いで伝えられることが分かった点が、この研究のユニークなところです。

この研究の実験では、若い男性にビデオを見てもらって、喜びや恐怖などのさまざまな感情を抱いてもらい、そのときの汗を採取しました。次に、若い女性にその汗の匂いを嗅いでもらい、そのときの女性の表情を分析しました。その結果、「喜びの汗」の匂いを嗅いだ女性には、喜びを表すとされる顔面筋の活動が認められました。

汗の中に含まれるどのような物質が喜びの気持ちを仲間に伝えるのかは、現時点で分かっていませんが、その物質が特定されれば、精神疾患の対症療法や芳香剤に使用できる可能性があるとされています。ただ、男性の汗の成分入り芳香剤というのはどうなのでしょうか……。

4-4 お笑い番組を見て笑い転げているときの神経伝達物質

楽しいという言葉には、いろいろな意味があります。趣味に打ち込む楽しさとは別に、テレビのお笑い番組を見て笑い転げるような場合も楽しいと表現されます。

山口県防府市には「笑い講[注3]」という800年以上続く伝統的な神事があります。神主とともに3回大笑いして、その年の収穫に感謝し、翌年の豊漁を願うというものです。この笑いは、楽しいとはまた異なるものです。

注3 笑い講：山口県防府市大道小俣地区に鎌倉時代から伝わる神事。無形民族文化財。旧暦の12月1日に行われていましたが、現在は12月の第1日曜日に行われます。3回笑いを献上するうち、1回目は今年の収穫を喜び、2回目は来年の豊作を祈り、3回目は悲しみや苦しみを忘れるという意味があります。このほかの笑い神事として、熱田神宮の酔笑人神事もオホホ祭りとして知られています。

図4-5 大きな声で3回大笑い（いやなことを忘れる）

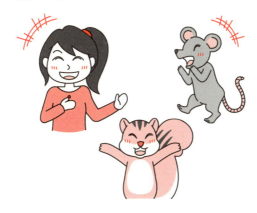

　笑いを脳の視点から見ると、入力された多くの情報を解析し、自分の経験などと照らし合わせ、高度な判断が行われた結果を、顔の変化と声で表現していると言い換えることができます。

　テレビのお笑い芸人がおかしなことを言うと、目や耳から入力された「これはおかしいのではないか、おかしい場合は笑うべきではないか」という「おかしいかどうか」を判断するための情報が扁桃体へ転送され、その瞬間に予備的判断が行われます。さらにその情報は、さまざまな情報を付け加えて総合的に解析され、前頭連合野でその結果を出力するかどうかが判断されます。

　このシーンは笑うべしと判断されると、笑えという指令がニューロンの発火を通して運動神経をつかさどる大脳基底核へ転送され、顔の筋肉を動かし笑顔を作ります。同時に、脳内には「βエンドルフィン」や「ドパミン」が放出され、楽しさや幸せを感じるスイッチが入ります。

　「βエンドルフィン[注4]」は、脳内麻薬といわれ、ストレスを和らげる効果

注4　βエンドルフィン：モルヒネと同様の作用を示します。

第4章 こんな人の神経伝達物質はどうなっているのか

があります。

また、笑うことでNK細胞（ナチュラルキラー細胞：免疫細胞）を活性化する作用も知られています。

前述の笑い講も、単に農作物へ感謝するだけではなく、大きな声で3回も笑うことによって免疫系を活性化し、心身健康でいるための知恵なのかもしれません。

図4-6　βエンドルフィンとドパミンが作られる領域

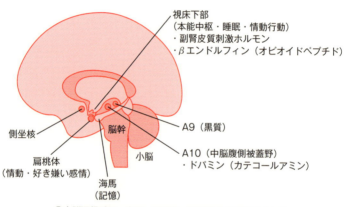

○大脳辺縁系は、海馬・扁桃体・帯状回などで構成される

エンドルフィンは、本能的に楽しいと感じたときに大量に放出されます。食べること、寝ること、戦うこと、性行為などが該当します。ただし、お腹がいっぱいになれば食欲が収まるように、本能的欲望には限界があります。このとき、エンドルフィンの放出はなくなり、今度はそれを失う不安が出てきてノルアドレナリンの放出が始まります。

4-5 ギャンブルに依存する人の神経伝達物質

　神経系は、「興奮」と「抑制」がセットになっています。

　たとえば、セロトニンなどで神経が興奮し、それが限度を超えそうになると、GABA系が抑制して全体としてバランスをとる仕組みになっています。

　ところが、先ほど紹介したような報酬系においては、報酬系が強力すぎて、抑制系が役立たないことがあります。たとえば、ラットの脳の報酬系に電気刺激を与える実験では、ラットが快楽を異常に求める状態になり、寝食を忘れてスイッチを押し続けます。

　また、家族を大切にし、きちんと仕事をするまじめな人であっても、模型やフィギュアの収集にはまると、なぜかその購入だけは歯止めがきかず、散財してしまうというケースがあります。

　快楽を求める対象がギャンブルである場合でも脳科学的には同様です。報酬系に、抑制系がきいていないことが原因です。

　私たちが文明を高度化させ続け、新たな製品を生み出す努力を続けるのも、報酬系が無限に欲求を追い求めることの効能なのかもしれません。

　しかし、その追求が家庭的あるいは社会的に望ましくない方向に向かう依存症になってしまうとやっかいです。

4-6 覚醒剤に依存する人の神経伝達物質

まずはここで、ドパミンと覚醒剤の化学的な構造を見てください。

図4-7 ドパミンと覚醒剤

ドパミン

アンフェタミン（覚醒剤）　　　メタンフェタミン（覚醒剤）

快楽物質ドパミンは、覚醒剤のアンフェタミン、メタンフェタミンと構造がそっくりです。そのため神経細胞は、識別に失敗し、覚醒剤で快楽を感じます。

　ドパミンは、私たちが本来もっている快楽物質です。この構造を見ると、覚醒剤（アンフェタミン、メタンフェタミン）も、ドパミンと構造がそっくりであることが分かると思います。

　覚醒剤の主作用は、神経終末からのドパミンの放出促進と、再取り込みの阻害です。楽しいとき、気持ちのよいときには、シナプス間隙にドパミンが放出されます。そのドパミンは、神経終末にあるドパミントランスポーターによって回収されます。このトランスポーターは、ドパミンを正確に認識して、感情が長時間続きすぎないように、シナプス間隙からドパミンを除去します。ところがそこに、ドパミンと形が似ている覚醒剤があると、ドパミントランスポーターは誤って覚醒剤を捕まえてしまいます。その結果、放出されたドパミンは回収されないまま、「気持ちよい」信号を出

し続けます。

　これが覚醒剤の習慣性の原因となります。つまり、回収されない分、気持ちよさは強力で、長続きするのです。しかも、覚醒剤はドパミン受容体も刺激します。覚醒剤にも疲労感の減退、覚醒、多幸感などの中枢興奮作用と交感神経興奮作用があります。

　覚醒剤は、連用すると統合失調症のような症状をきたしますが、このメカニズムは多動性障害やパーキンソン病の治療方法と原理は同じです。役に立つか弊害になるかは紙一重ということです。

4-7 パーキンソン病患者の神経伝達物質

　パーキンソン病とは、身体を動かしているときには現れないものの、身体を静止させるとブルブルと勝手に動く静止時振戦が発生したり、筋肉が固く収縮してしまったり、身体の平衡が保てなくなったりする病気です。脳の黒質ドパミンニューロンが失われた結果、ドパミン不足になって発症します。ドパミンをキャッチする側の細胞である受容体はダメージを受けていないため、ドパミンの原料であるレボドパを補充することにより、ドパミンが合成されて症状が改善します。

図4-8　レボドパの構造

レボドパ

また、ドパミンの代わりに薬剤で受容体を刺激しても症状は改善します。

パーキンソン病は、イギリスの外科医であり、また熱心に化石や地質学の調査もしていたジェームズ・パーキンソン[注5]が、1817年に報告しました。この病気の原因となる脳の損傷部位は、その見た目から黒質といわれる、中脳と大脳との境界付近にある細胞です。本来、黒質からはドパミン神経が大脳基底核の線条体という部位に伸びています。報告から200年が経過しますが発症の原因はいまだ不明です。

4-8 タバコを吸いたくて仕方がない人の神経伝達物質

喫煙常習者の神経状態を考える際には、アセチルコリンについての検討が必要です。

タバコを吸いたくさせる原因物質は、タバコの中に含まれるニコチンです。ニコチンは、タバコ族植物の葉の中に存在している低分子の有機化学物質です。タバコの中に存在しているニコチンは猛毒で、0.03gから0.1g程度飲み込むと5割の確率で死んでしまいます。幸いにして、ニコチンの沸点は250度程度ですので、タバコの熱で揮発しますし、葉が燃えれば酸化分解されます。つまり、タバコをそのまま食べてはいけないということです。

アセチルコリンは、自律神経の神経伝達物質です。ニコチンはアセチルコリンと作用する構造が似ているため、アセチルコリン受容体はこれらを見分けられずにニコチンと結合します。そのため、ニコチンの毒性は

[注5] ジェームズ・パーキンソン（1755-1824）は、イギリスの外科医であり、古生物学者です。地質学や古生物学でも多くの論文発表を行いました。パーキンソン病という名前は、本人ではなく、のちの時代の学者が発見者のパーキンソン医師にちなんで命名しました。

神経系に現れます。アセチルコリンは分解されますが、ニコチンは分解されずに長時間存在します。

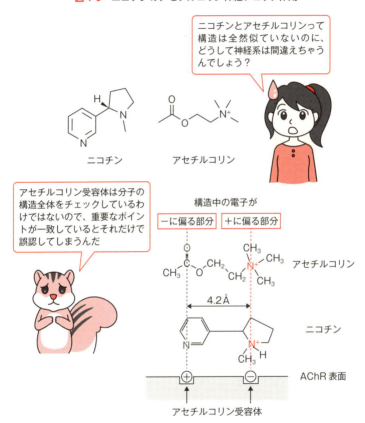

図4-9 ニコチンのアセチルコリン神経ブロック作用

ニコチンを摂取すると、毒性症状の第1段階として、交感神経および副交感神経の神経伝達に作用し、血圧上昇や悪心、精神の異常を引き起こします。第2段階として、逆に血圧が急降下し、呼吸困難となっ

て、けいれんを起こしながら死に至ります。呼吸困難となるのは、シナプスにおけるアセチルコリンの情報伝達を阻害して、横隔膜の呼吸筋を麻痺させることが原因です。

ところが喫煙者は皆、タバコを吸うと頭がすっきりして仕事がはかどるようになるといいます。実は、喫煙者は慢性的なタバコの影響で、記憶や思考に関するアセチルコリン神経伝達能力が、タバコを吸わない人よりも基本状態で低下しているのです。

ニコチンがあると、アセチルコリンが結合すべき受容体にニコチンが結合するので、アセチルコリン神経は、アセチルコリンがなくても活性化します。タバコを吸い続けていると、体内にニコチンが常に存在している状態になります。すると、本来はアセチルコリンがするはずの働きをタバコ（ニコチン）が代行してくれるため、アセチルコリンの生合成機能が「自分は仕事をしなくても足りているかも」と勘違いして、アセチルコリンの合成をサボるようになります。そうすると、アセチルコリンレベルが低いままの状態となります。

つまり、喫煙者がタバコを吸うと頭がすっきりするというのは、タバコを吸わない人に比べて著しく低下しているアセチルコリン神経系の機能が、タバコを吸うことで一時的に若干回復するということを意味します。決してタバコを吸うことで、非喫煙者よりも仕事がはかどるようになるわけではありません。

もしタバコを吸わない時間が続けば、ニコチンレベルは下がります。アセチルコリンの合成能力は失われたままですから、アセチルコリンも低いままです。ただでさえ、ニコチンによって機能低下しているアセチルコリン神経系が、ますます機能低下することになります。すると、イライラしたり、仕事に集中できなくなったりするのです。その結果、タバコが吸いたくなり、タバコを吸えない環境になると禁断症状が出るようになるのです。

4-9 感情を失った人の神経伝達物質

ウルバッハ・ビーテ病という精神疾患があります。「扁桃体」が破壊された結果、普通の人であれば恐怖感を抱いて逃げ出すようなものを見て、逆に強い好奇心を抱く病気です。ウルバッハ・ビーテ病そのものが原因で直ちに死に至ることはありません。ただ、毒蛇のような人間に危害を与える動物に好奇心を抱いて近づいたり、手すりのない断崖絶壁のぎりぎりに立って景色を眺めたりするため、命を危険にさらす機会が非常に多くなります。

この病気が非常にやっかいなのは、そのほかの感情がいたって正常であるため、口では「ヘビは嫌いだ」と言いながら、ヘビを目の前にすると好奇心全開で触れ合おうとする点です。また、強盗に遭っても恐怖を感じなかったり、普通の人が目をそらすようなホラー映画が大好きであったりします。

不安感や恐怖感の中枢である扁桃体で重要な神経伝達物質は、ドパミンです。恐怖を感じているときの脳の活動をfMRIで測定したところ、恐怖や不安の感情を抱くことにより、扁桃体の活動が活発になることが確認されています。

扁桃体におけるドパミンの受容体は5種類あるとされ、D1受容体とD5受容体は興奮性で、D2受容体とD3受容体、D4受容体は抑制性の作用を示します。大きく分けるとD1受容体に代表される興奮性受容体と、D2受容体に代表される抑制性受容体の2タイプになります。

人における「D1受容体」および「D2受容体」の密度と、扁桃体の活動の強さとの関係を調べたところ、扁桃体における「D1受容体」の

密度が高い被験者ほど、恐怖を感じた際の扁桃体の活動が強いことが分かっています。恐怖の感じ方と扁桃体のD1受容体の密度が相関することは、扁桃体における「D1受容体」を介したドパミンの信号伝達が、恐怖や不安といった情動反応の中心的な役割を担っていることを示唆しています。

4-10 一目惚れしたときの神経伝達物質

一目惚れは、相手の内面について基本的にほとんどなにも知らない状態で発生する感情です。いってみれば本能の赴くままに相手が好きか嫌いかを決定していることになります。前述した毒蛇やホラー映画を好きになるのと似たメカニズムで、人間に対する一目惚れの感情にも扁桃体は関わっています。

ウルバッハ・ビーテ病の場合は、扁桃体の機能が損なわれているために、好きになってはいけない相手（＝毒蛇）を好きで好きで仕方ない、興味津々という感情が持続します。一方で、誰もが経験することかもしれませんが、一目惚れという感情は持続しないことも多くあります。

一目惚れの感情を修正する役目を担っているのは、いろいろな情報を総合的に考え合わせて冷静な感情判断をする「前頭連合野」です。人間に対する一目惚れと毒蛇に対する好奇心を総合して考えると、扁桃体における本能的な判断がまず行われ、その後、その判断結果が、関係する感覚器情報とともに前頭連合野に転送され、そこで冷静な分析を行って判断が下されていると予測されます。

一目惚れの時期が終わり、いろいろなことを勘案して、この人がやっ

ぱり好きだと前頭連合野が判断した場合には、その人といるときにドパミンが前頭連合野に供給されるようになります。供給源は腹側被蓋野と呼ばれる領域で、人間以外の動物ではこの領域が発達していません。したがって、総合的な判断に基づく恋愛感情というのは、いかに崇高なものであるかが想像できます。また、ドパミンは快楽を伝達する神経伝達物質ですので、それが恋愛に関するネットワークに関わっていることも非常に興味深いところです。

4-11 ものすごいスポーツ選手の神経伝達物質

　スポーツ選手などの運動能力が高い人に対して、運動神経がよいという表現を使うことがあります。この「運動神経がよい」という表現は、科学的に正しいのでしょうか？　スポーツ選手の運動ニューロンを調べたところ、運動ニューロンが生化学的に優れているのかといえば、そうではないようです。運動ニューロンは、脳と筋肉を接続して情報を伝えるネットワークであり、スポーツ能力に優れているかどうかとは関係がなく、誰でも同じ能力をもっていると考えられています。では、私たちがイメージする運動神経の実体はどこにあるのでしょう。

　それは小脳、あるいは大脳の一次運動野と呼ばれる場所です。大脳の一次運動野は、筋肉をどう動かすかの具体的な指令を出すところだと考えられています。そこをつかさどっているのは、脳です。

　小脳は、姿勢を制御したり、手足の動きを巧みに協調させたりしています。これらはすべて、小脳にあらかじめ備わったプログラムによって行われています。小脳には、たくさんの運動プログラムが保存されてい

第4章 こんな人の神経伝達物質はどうなっているのか

て、それらは人間の機能としてもともと備わっています。そのほかに、スポーツの練習などによって既存のプログラムが組み合わされたオリジナルのプログラムが作られたりしているものと思われます。シチュエーションに応じて小脳は、最適なプログラムを選び、さらにパラメータをその都度微調整して大脳に渡しています。

つまり、運動神経がよいということは、小脳の働きがよいということです。プログラムの種類が充実していて、必要なときに最適なプログラムを呼び出し、さらに目や耳からの情報や大脳で解析した結果を考慮してパラメータを瞬時に最適化できる能力だといえます。

運動の上達を細胞学的な変化として見てみます。小脳の新規細胞は、たとえばプラモデルのランナーについたままのパーツのように、たくさんの接続がつながっているので、そのままではパーツとしてうまく使うことができません。ところが、運動が上達するにつれて、不要な接続がなくなっていき、ニューロンの接続が最適化されるのです。

さらに、運動を制御している神経には、手足からの情報を入力するフィードバック系も存在しています。この情報入力は、小脳で作り出した指令と結果がどれだけ一致していたか、つまり、足を踏みきる場所が予測とどれだけ違っていたかや、ボールがキャッチャーミットに入った位置が予測とどれだけずれていたかなどの情報を小脳に知らせる役目を担っています。このフィードバックの神経系が優れていることも、運動神経が優れていることにつながります。

小脳が記憶している自転車の乗り方などは一生忘れません。ただ、このフィードバック系の性能は、使わずにいると低下するようです。つまり、自転車にはいつでも乗れるけれど、なにかアクシデントが起きたときの対応は、普段自転車に乗らない人よりも、いつも自転車に乗っている人のほうが優れているということです。

一流のプロ選手であっても練習を欠かさないのは、このフィードバック系をよりいっそう鍛えて洗練されたものにすると同時に、小脳にあらかじめ用意しておくプログラムを充実させるためであるといえます。

　また、プロ野球のピッチャーが交代してマウンドに上がったとき、1、2球の投球練習でいきなり絶妙なコントロールができるのも、この微調整能力が優れているからのようです。つまり、普通の人なら10回くらい投げて角度やタイミングの調整を重ねなければならないところを、プロは1回の投球から多くの修正情報を取り出し、あらゆるパラメータを同時に最適化できるということです。

4-12 キレる子供たちの神経伝達物質

　「切れる[注6]」という言葉には、10種類以上の意味があります。決断が早くてよく仕事が処理できるという意味の「あの人は切れる人だ」のキレるであればよいのです。しかし、最近特に話題になる「キレる」は、我慢が限界に達し理性的な対応ができなくなるという意味のキレるです。もともとは思春期の男子の行動が問題視されていましたが、意外と年配の男性もキレる人が多く、駅員に殴りかかる人もいるようです。

　感情の発散を抑制した理性的な行動は、脳の前頭連合野という額の内側あたりの領域で生み出されています。前頭連合野は、霊長類になって発達した高次な機能で、感情や思考に関係するあらゆる情報が

注6　切れる：『広辞苑』（岩波書店）によると①切断される、②枯渇する、③刃物の切れ味が鋭い、④決断が早い、⑤期限が終わる、⑥ある数値以下になる、⑦金銭を気前よく使う、⑧勢力がある、⑨方向がそれる、⑩我慢の限界に達し理性的な対応ができなくなる、⑪完遂する、などの意味があります。

集まり、判断処理が行われています。この判断は非常に高度で、判断の結果もフィードバックされ、その結果、恥ずかしいという感情や気まずいといった感情もここで生み出されます。気まずい表情をするネコはあまりいないので、人間らしさを生み出している場所ともいえます。ここが損傷を受けると、理性的な判断ができなくなることが分かっています。

前頭連合野は、完成するまで20年かかるといわれています。つまり成人式のころまでは、人間らしさを生み出す前頭連合野が未完成な状態で人間をやっていることになります。若年者ではこの部分が未完成であるため、キレるという行為はある部分、成長過程において当然予想される出来事なのかもしれません。駅員に暴力をふるう中年男性は、前頭連合野が劣化してしまったとも考えられます。

ここにおいて重要となる神経伝達物質は、「ドパミン」と「ノルアドレナリン」、それに「セロトニン」です。

前頭葉で最も活躍しているのは「ドパミン」です。ドパミンの量が多すぎず、少なすぎず、最適のバランスに保たれている状態で、最も適切な理性的判断が可能になります。ドパミンについては、次の「4-13　犯罪者の神経伝達物質」で触れることにします。

米軍兵士を実験ボランティアとして、「セロトニン」とけんかっ早さの関係を調査した報告があります。これによると脳脊髄液中のセロトニン濃度は、暴力的な行為にすぐに至る兵士において、そうでない兵士よりも明らかに低いことが分かりました。セロトニンは、精神をリラックスさせる作用があります。

人間は社会的な生物ですので、セロトニンやドパミンの多い少ないだけで、いきなり本能的な行動には移りません。セロトニン濃度の低いことが、すなわちけんかっ早い（＝キレやすい）ことに必ずしもつながるわけではありません。セロトニン濃度が低い人でも、普段はほかの人と同じよ

うな言動をしますので、それとは気づきません。しかし、不公平な社会的状況、たとえば相手がズルをしたとか、相手に劣等感を覚えたとか、相手が自分の気に入らない些細なことをしたとか、そういった状況におかれると、一気にキレるケースが多いようです。

4-13 犯罪者の神経伝達物質

　クラクションを鳴らされたことがきっかけで鳴らした相手を殺したり、暴力団同士の抗争が殺人事件に発展したりという事件が起こります。そういう犯罪につながる攻撃性は、いったいどこで生み出されてしまうのでしょうか。

　男性と女性を比べた場合、男性のほうが攻撃性が高いと考えられています。それは、太古の時代から男は狩猟に出て食糧を確保しなければならず、その際、場合によっては命に関わるような、どう猛で巨大な獲物に立ち向かう必要があったからかもしれません。そういう歴史の中で、男性の攻撃性は、生きていくために必要なものとして育まれたのでしょう。その結果、攻撃性の発揮は、男性ホルモンの分泌というスイッチと、前頭連合野という調整機能を手に入れました。

　前頭連合野は、さまざまな脳内の情報を統合して判断します。そのため、種々の神経伝達物質が関与します。攻撃性と特に関係がある神経伝達物質はドパミンです。扁桃体におけるドパミン量は、穏やかな人より攻撃的な人のほうが多く、女性よりも男性のほうが多いことが分かっています。

　ドパミンやセロトニンのような生体内アミンをモノアミンといいます。これ

らは、モノアミン酸化酵素（MAO）によって分解されます。ドパミンによる攻撃性を調べるために、マウスのモノアミン酸化酵素遺伝子を破壊する実験が行われています。このマウスは、モノアミン酸化酵素がありませんので、ドパミンが分解されなくなります。すると、死亡する例も多いものの、生き残ったマウスはどう猛になり、ほかのマウスを攻撃するようになりました。ドパミンは、欲求や報酬に向かって精神を突き動かす役目を担っていますが、動物においては仲間を攻撃することも報酬になりえます。

このマウスの実験を行うきっかけとなった先行研究があります。オランダにおいて、暴力や衝動的な攻撃行動の発生率が高い家系を遺伝子的な視点から解析した研究です。その研究結果からモノアミン酸化酵素（MAO）の遺伝子変異が見出されたのです。モノアミン酸化酵素（MAO）の遺伝子変異自体は、米国人の3人に1人という割合で存在する珍しくないものです。しかし、この家系の社会的問題を起こした人は皆、遺伝子変異が原因でモノアミン酸化酵素を完全に欠損していたのです。

モノアミン酸化酵素は、ニューロン内に存在する酵素で、再取り込みされたモノアミンを分解する重要な役目を担っています。この酵素が欠損していると、前述のドパミンに加え、ノルアドレナリン、アドレナリン、セロトニンを分解除去できません。そのため、これらが大量にニューロン周辺に存在し続けている可能性があります。その結果、多くの神経伝達物質の作用バランスが崩壊し、複雑な精神疾患や、ギャンブル、アルコールや麻薬への依存、衝動性、低いIQなどにつながっているようです。

4-14 手を洗い続ける心配性の人の神経伝達物質

　なにかを心配するというのは、将来起きるかもしれないリスクを予測して身を守るという本能的な行動です。それをつかさどっている脳領域は「扁桃体」です。「なにか不安なことがある」と判断された場合は、その情報が視床下部へ伝えられ、ホルモンの分泌によって、それに対処できるよう指令が全身に出されます。

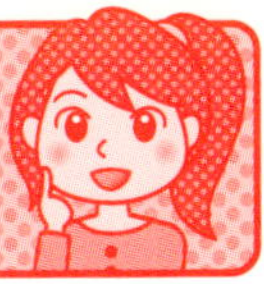

　脳の内部で、心配はどのように表現されているのでしょうか？　不安は、神経を興奮させるモノアミン系と神経を抑制させるGABAのバランスが崩れて起こります。特に、セロトニンやノルアドレナリンが不足した状態であるとされています。

図4-10　セロトニン、ノルアドレナリンの構造

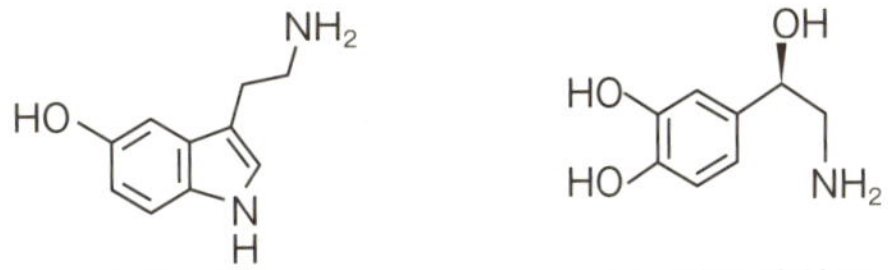

　日常生活においても、このバランスの崩壊は頻繁に見られますが、一過性です。もしその状態が病的に維持されれば、うつ病になります。

　また、不安を回避しようと同じことを何度も繰り返して、強迫性障害になることもあります。たとえば、上司になにか指示されたものの、それを安心して受け入れて実行することができず、着手前に何度も同じ確認を行い、ちょっと着手すると、やはり心配になって同じ確認を再度行いま

す。そのうち上司に「何度も同じことを聞くな、やれと言ったらさっさとやれ」と怒られてしまうというパターンです。

強迫性障害も、増大する心配事に関与する神経伝達物質であるGABAが優位になり、判断と実行に必要な情報の流れを生み出すセロトニンが不足することに起因するといわれています。

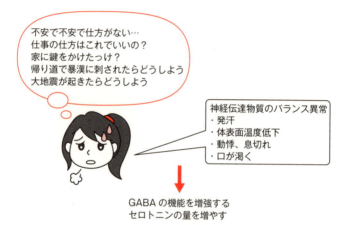

図4-11　全般性不安障害

不安の軽減に使用する薬剤を、マイナートランキライザーと呼びます。なお、メジャートランキライザーとは向精神薬のことです。

column

ネズミも後悔する

人生というものは日々後悔の連続です。「後悔」という行為を考えてみると、非常に高等な脳機能であることが分かります。というのも後悔をするためには、過去のどこかの時点にあった選択肢を認識して振り返り、もし選択しなかった側を選んでいたらどうなっていたか、その将来を予測する必要があり、高度な脳の機能に依存しているのです。

ミネソタ大学の研究によると、ネズミも後悔をするらしいです。エサを配置した迷路の中にネズミを入れ、人間が後悔するときに反応する脳の部位と同じ部位に電極をつけて、自由に歩き回らせます。すると、判断を誤ってエサまでの道のりが遠回りになったときには、通りすぎた分岐点を振り返りつつ、脳の後悔領域が強く反応することが分かりました。つまりネズミは「しまった、エサが見つからない。さっきの角を曲がっておけばよかった」と後悔しながら、迷路の中をウロウロとエサを探している可能性があるのです。

4-15 緊急事態に陥った人の神経伝達物質

　緊急事態に遭遇したとき、自律神経の1つである交感神経が全力で機能し、対処に必要な臓器、器官に次々に指令を出して全身を臨戦態勢にします。交感神経による作用は、次のようなものがあります。

- ノルアドレナリンの分泌を促す
- 心臓血管系の活動を高める
- 血管を収縮させて血圧を上昇させる
- 消化器系や泌尿器系を抑制する
- 瞳孔を散大させる

　緊急事態への対応のスタートとなるのは「ノルアドレナリン」です。ノルアドレナリンは、興奮性の神経伝達物質で、交感神経を刺激することで、緊急事態に対応できるように心臓の鼓動を高め、エネルギー源や酸素を筋肉などに大量に供給します。一方で、緊急事態の対処に関係のない部位に対しては、血管を収縮させ、消化器や泌尿器も、敵と戦った

り回避したりする際にはあまり関係がないので機能を低下させ、必要な臓器にエネルギーを集中できるようにします。また、瞳孔を散大させて視覚情報を大量に入手しようとします。こうして全身を臨戦態勢にするわけです。

もしノルアドレナリンが過剰になると、パニック発作などが起きてしまいます。

---

column

アドレナリンとノルアドレナリン

アドレナリンとノルアドレナリンって名前が似ていますね？ これってどちらも同じものなのか、それとも違うものなのでしょうか？

化学的には、両者は構造が異なりますので違う物質ということになります。機能的には、どちらも中枢神経系では神経伝達物質として働き、副腎髄質から分泌されればホルモンとして働きます。

神経伝達物質は、ニューロンの末端から放出されて隣接する別のニューロンに情報を伝達する分子です。一方、ホルモンは、血液中に放出されて血液とともに移動し、別の臓器に作用するものです。見方を変えれば、神経伝達物質はシナプスを移動して細胞から細胞へ情報を伝達する物質、ホルモンは血液を移動して臓器から臓器へ情報を伝達する物質であり、その機能はほぼ同じといえます。

アドレナリンとノルアドレナリンの役割分担は、ノルアドレナリンが神経伝達物質としての働きがメインなのに対し、アドレナリンはホルモンとしての働きがメインとなっています。

アドレナリンは、1895年にポーランドの生理学者ナポレオン・キブルスキーによって動物の副腎から、血圧を上げる物質としてその存在が確認されました。1901年には、日本の高峰譲吉と上中啓三によってウシの副腎から純物質として取り出され、アドレナリンと命名されました。

4-16 休憩している人の神経伝達物質

　副交感神経の役目は、身体の機能回復です。緊急事態に機能する交感神経とは機能が全く逆です。

　副交感神経は、昼間、勉強や仕事で脳や筋肉を酷使したあと、翌日に備えて機能を回復させる役目を担います。つまり休憩しているときに活発に機能している神経だといえます。

　自律神経系は、交感神経と副交感神経で構成されています。副交感神経のスタート地点は、中脳と延髄、脊髄です。中脳からの副交感神経は目に接続しています。

　延髄からの副交感神経は、涙腺と唾液腺に接続しているほか、迷走神経と呼ばれる神経系の始まりとなっています。

　迷走という日本語訳は若干誤解を招きそうですが、決して、どこに接続すればよいか分からなくて混乱している神経という意味ではありません。広く食道、心臓、気管支、肺、胃、肝臓、膵臓、腎臓、脾臓、小腸、大腸、直腸、膀胱、生殖器に張りめぐらされている神経系です。

　これらの臓器には、交感神経も到達しており、臓器を働かせる交感神経と休ませる副交感神経でバランスをとっています。

　副交感神経の作用によって、瞳孔は縮小し、心臓は静かになって、胃や腸は活発に消化吸収の活動をし、泌尿器からは不要物が次々に排せつされます。こうして全身をリフレッシュして翌日に備えます。

第4章 こんな人の神経伝達物質はどうなっているのか

図4-12 リラックスしているときの神経伝達物質

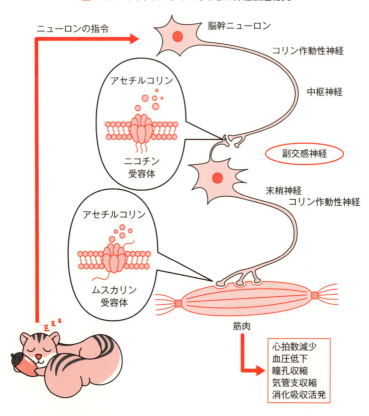

リラックスしているときには、副交感神経が優勢となって、身体のリフレッシュと次の行動のための準備が行われます。

4-17 眠くなっている人の神経伝達物質

　「ぼんやりしていた」、「覚えていない」。そういう理由で、自動車が小学生の列に突っ込んだり、渋滞の最後尾に追突したりする悲惨な事故があとを絶ちません。中には、完璧に眠ってしまっていた場合もあるとは思われますが、目を開けて前を見て運転していたはずなのに、気づいたら事故を起こしていたというケースは多いようです。

　また、自分が運転している場合でも、行楽地帰りの深夜の運転など、ふと一瞬意識が途切れたことに驚いて、慌ててパーキングエリアへ入った経験のある人もおられるのではないでしょうか。

　このときの運転手を見てみると、目を開けて前を向いてはいるものの、実は前の車の状況を見落としていて、運よく事故を起こさずに運転しているという状態です。こういうときの神経細胞の情報伝達は、どのようになっているのでしょうか。

　目から入った情報は、視細胞で光から電気信号に変換され、視神経を経由して大脳に伝えられます。そして大脳でさまざまな判断が行われ、小脳からブレーキを踏むなどの運動指令が出されます。この一連の情報伝達の中で、どこにどのような問題が生じて「ぼんやりと運転する」状態になってしまうのでしょうか。このことについて、最近やっとその仕組みが分かり始めてきました。

　ぼんやりしている人について、脳波を測定しながら、機能的磁気共鳴映像法（fMRI）で脳のどの部分が活発に動いているのかを調べた研究によって、なにもせずぼんやりしているときでも、脳の中には複数の活発な領域が存在し、それらが神経回路を使って情報をやりとりしてい

第4章　こんな人の神経伝達物質はどうなっているのか

ることが観察されました。

このときに脳がなにをしているのかはよく分かっていませんが、推測によると、脳は、ぼんやり状態を脳の空き時間と判断して、短期記憶の整理を行ったり、なにか新たな感覚情報が入力されたときに直ちに適切な処理ができるようアイドリング状態で動いたりしているのではないかなどと考えられています。

また、ぼんやりしている状態からうとうと居眠りの状態に変わってくると、パソコンのCPUがフルパワーで動いている状態から動作クロック数を落とした状態に変化するように、神経回路の情報伝達効率が低下し、特に意識をつかさどる前頭連合野・頭頂連合野と呼ばれる大脳の領域の活動効率が低下することが分かりました。

つまり、うとうと状態では、視覚から情報が入力されていても、意識の回路が正常に機能しておらず、脳の動作速度が低下した状態にあります。

そのため、危険回避の判断が遅れたり、追突するなどの激しい情報入力があっても脳の動作クロックのようなものが正常に復帰するまでの間、情報が欠落してしまったりするようです。

第5章 食品が神経伝達物質に与える影響

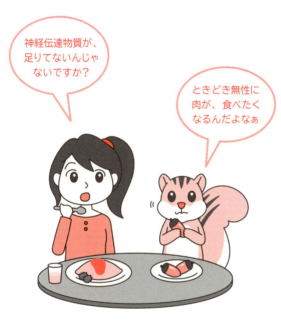

神経伝達物質が、足りてないんじゃないですか？

ときどき無性に肉が、食べたくなるんだよなぁ

コーヒー、お酒、肉など、ときどき食べたくて仕方なくなる食品があります。その中には、ニューロンや神経伝達物質の作用になんらかの影響を及ぼす物質が含まれていることが多いようです。
第5章では、それらの食品成分が、神経伝達物質に対してどんな影響を与えるのか、その様子を見てみましょう。

5-1 お茶を飲んで神経興奮（カフェイン）

　私たちの身近にあるお茶やコーヒーにはカフェイン[注1]が含まれています。意外なものでは、いわゆる栄養ドリンクやエナジードリンクにもカフェインが含まれています。

図5-1　カフェインの構造

カフェイン

　コーヒー飲料には100mL当たり0.06g前後、煎茶には100mL当たり0.02g前後、玉露には100mL当たり0.16g前後のカフェインが含まれています。

　カフェインに慣れていない人は、同程度の量で中枢神経が興奮し、眠りにつきにくくなることがあります。

　カフェインに慣れている人であっても、過剰に摂取すると神経が興奮し

注1　カフェイン：植物中に含まれるアルカロイドの1種。薬理作用として、中枢神経興奮作用（報酬系）や心筋の収縮力増強作用、利尿作用、胃液分泌促進作用、脳血管収縮作用があります。体内での半減期は約5時間で、代謝されると尿酸として排せつされます。茶葉やコーヒーに含まれる苦み成分です。血流量を増大させ、心筋に負担をかける可能性があるという報告もあります。紀元前後にコーヒー豆の抽出物として摂取され始めたころは、苦くてまずいけれども、これを飲めば眠らずに戦える、あるいは眠らずに宗教修行ができるといった意図で覚悟を決めて飲むものでした。

すぎて不安状態に陥ったり、イライラし始めたりします。過量[注2]のカフェインの摂取により、不安、不眠、吐き気などの症状が現れることがあります。

カフェインによって眠気が減るのは、脳にあるアデノシンの働きが弱まるためです。

アデノシンは、アデノシン受容体を介し、中枢神経の鎮静・睡眠作用、交感神経のノルアドレナリン放出抑制作用をもたらします。カフェインは、アデノシンを抑制することで覚醒作用を示し、ノルアドレナリンを増やすことで、痛みを弱める働きをします。

カフェインがそのような作用をもたらすのは、アデノシンと構造が似ているため、アデノシン受容体に作用し、アデノシン拮抗作用を示すからです。

ここでアデノシン（図5-2）とカフェイン（図5-1）の構造を比較してみましょう。

図5-2　アデノシンの構造

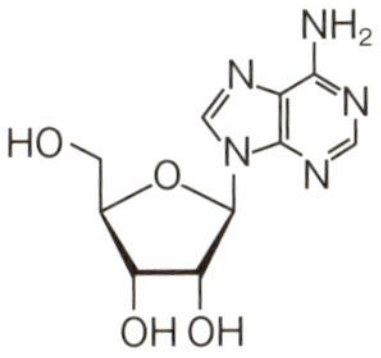

アデノシンの上半分であるアデニンの部分とカフェインがそっくりであることが分かります。受容体は、よく似ている構造であれば、本来のター

[注2] 過量：カフェイン0.15g程度で中枢興奮作用が現れ、約1gのカフェインを摂取すると中毒症状が出始めるという報告があります。個人差が大きいです。

ゲットとは異なる分子[注3]でも結合することができます。アデノシン受容体は、アデノシンと誤認してカフェインと結合します。

しかしカフェインには、アデノシンのような鎮静作用がありませんから、本来抑えられるべき興奮が抑えられなくなり、ノルアドレナリンやドパミンが放出され続けて過多となるため、ニューロンの興奮状態が保たれる結果になります。

アデノシンは、DNAやATPなどの原料にもなります。アデノシンにリン酸が3分子結合したのが、アデノシン三リン酸（ATP）です。

ATPが神経終末から放出されたあと、代謝分解されるとアデノシンになります。

神経終末にはアデノシン受容体があります。

ATPは、細胞内でエネルギーを蓄える役割を担っているため、「細胞内のエネルギー通貨」とも呼ばれ、細胞が生きていくのに必要な物質です。

今風にいえば、アンモニア燃料電池がアンモニアから水素を取り出して電気エネルギーを得るように、細胞はATPからエネルギーを取り出して活動します。

あまり知られていませんが、実はATPは、交感神経や副交感神経においてノルアドレナリンやアセチルコリンなどと一緒に細胞外に放出され、神経伝達物質のように働きます。

ATPは、血管拡張作用により血流を増加させたり、ある種の痛みなどの感覚の伝達に関与したりしています。

また、グリア細胞から放出されるATPは、グリア細胞同士や神経細胞

注3 本来のターゲットとは異なる分子：受容体と結合できる分子構造にある程度の許容範囲があることを利用して、多くの医薬品が開発されています。神経伝達物質に似せた化学物質を医薬品として合成し、受容体に結合させることによって、本来の神経伝達物質が結合した場合とは違う体の反応を引き出そうというものです。

との情報のやりとりをし、脳機能のコントロールに関与しています。

図5-3 神経伝達物質としてのATP

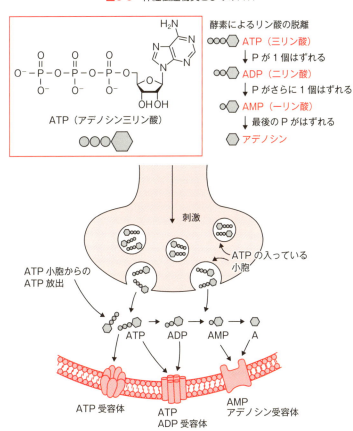

リン酸基がはずれるごとに結合する受容体が変わる

これまでATPは、細胞のエネルギー源として知られていました。1990年代以降、細胞膜上に複数種類のATP受容体が発見され、神経伝達物質の1種でもあることが分かってきました。

5-2 お酒による脳の機能変化（アルコール）

　お酒（エタノール）を飲んだとき、お酒は胃と主に小腸から吸収されます。空腹での飲酒は、お酒が胃にたまらずそのまま小腸に移動するため、吸収が速く、酔いやすくなります。

　吸収されたエタノールは、血液とともに体内をまわり、体中の受容体に影響を与えます。飲む量が増えると、それだけ受容体の反応は複雑になります。エタノールは、そのあと肝臓でアセトアルデヒドに変換され、最終的に酢酸と炭酸ガスに分解されます。

図5-4　アセトアルデヒドの構造

アセトアルデヒド

　分解の途中で生成するアセトアルデヒドは、人体に非常に有害で、本来、肝臓ですみやかに分解されなければなりません。ところが日本人は、遺伝子的にアセトアルデヒドの分解が苦手な人が多いため、ビールやワインを水のように飲める欧米人に比較して、お酒を苦手とする人が多いです。また、お酒を飲める人でも、その処理能力を超えた量のアセトアルデヒドが体内に蓄積すると悪酔いします。

　お酒は神経系に対し、どんな影響を与えるのでしょうか。お酒を飲み始めると、小脳の機能が抑制され、運動機能が低下します。次に、抑制系のGABA受容体を抑制するように働きます。すると、間接的に側坐核でのドパミン放出を増やし、大脳辺縁系を活性化して、一時的な快

感をもたらします。これがお酒を飲むと気持ちよくなるメカニズムと推定されています。ただ、この作用は長く続きません。エタノールは、基本的に中枢神経に対して抑制性の麻酔作用を示します。その後、中枢神経機能を抑制する方向に働き（脳の機能低下）、エタノールの血中濃度が高くなるにつれ、鎮静作用や中毒作用が強くなります。一度に大量のお酒を飲みすぎたときには、さらに意識障害を起こし、呼吸や心臓の停止を招きます。

エタノールは、グルタミン酸受容体の1つであるNMDA受容体に作用します。NMDA受容体は、記憶や学習に関与する受容体です。そのため、お酒を飲んだときにした話や、どうやって帰宅したのかが、記憶に残らないことになります。

図5-5 アルコール血中濃度と中枢神経への作用

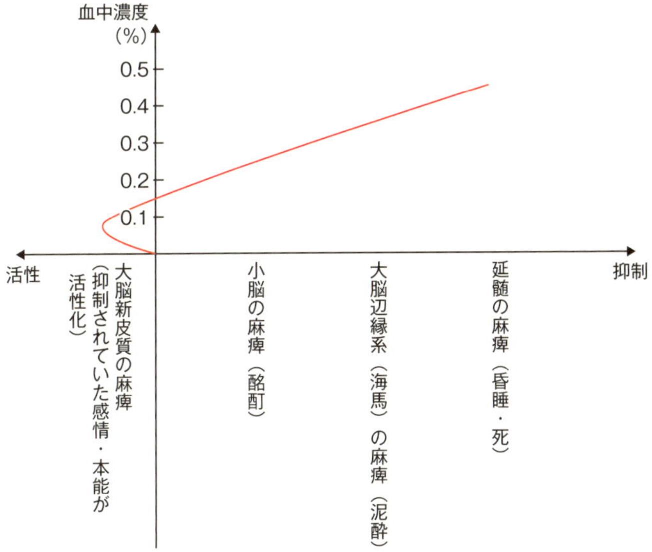

血中濃度(%)
0.5
0.4
0.3
0.2
0.1

活性 ← → 抑制

- 大脳新皮質の麻痺（抑制されていた感情・本能が活性化）
- 小脳の麻痺（酩酊）
- 大脳辺縁系（海馬）の麻痺（泥酔）
- 延髄の麻痺（昏睡・死）

第5章 食品が神経伝達物質に与える影響

> **column**
>
> ### エタノールの適量を知ろう
>
> 　適度な飲酒は、不安感を減らしてリラックスする効果があるとされます。ただ飲みすぎると逆効果になります。そのため、飲酒の適量を知っておくと便利です。
>
> 　実際に飲んだお酒の量が分かれば、お酒の影響や分解時間などが分かります。飲んだお酒から、摂取したエタノールの量を求めるには、次の式を使います。
>
> 　エタノール量（g）＝お酒の量（mL）×アルコール度数×0.8
>
> たとえば、ビール500mL（5％）を飲むと、次のようになります。
>
> 500×0.05×0.8＝20g
>
> 　飲酒の適量の目安は、エタノールの量にして20gとされています。先ほどの計算からビールロング缶1本が、適量であることが分かります。
>
> 　アルコールの分解速度は個人差が大きいですが、目安として、男性は1時間に9g、女性は1時間に6.5gの分解能力があるとされています。ビールロング缶を1本飲むと、分解に2〜3時間かかります。

5-3　肉が食べたくなるのは、セロトニン不足

　私たちは、生きるためにほかの生き物を食べます。たとえばおいしい肉を食べます。栄養の点から見れば、肉に含まれる脂肪分は同じ重さの炭水化物に比べて2倍のエネルギーを含みます。エネルギーを脂肪と

して蓄えている動物を食べることは、非常に効率よくエネルギーを入手できることになります。

　人類が9000年前に野生動物を飼い慣らし、みずからの移動に動物を伴った理由の1つには、このエネルギー効率のよさがあります。人間が食べないものや食べ残したものを家畜に与えることによって、家畜の脂肪に変換し、エネルギーの外部貯蔵庫とするのです。しかも、人間にくっついて自分で歩いて移動するので、移動食品庫としての価値も見出しました。

　タンパク質を多く摂取できる肉食を神経伝達物質の視点で考えると、トリプトファンから生成されるセロトニンが重要です。中枢において「嬉しい」や「楽しい」などの情報を伝達する際には、セロトニンニューロンが活性化し、高揚感や開放感が生み出されます。一方で、うつ症状を示す精神疾患の患者の脳内では、セロトニンの分泌量が不足していることも分かっています。

　セロトニンは、消化管細胞などで合成され、全身に存在しています。脳は血液脳関門という強固なバリアで外部と遮断されているため、セロトニンはこのバリアを通過することができません。そのため、脳のセロトニンは、脳幹で合成されます。セロトニンを作るための材料となるトリプトファンは、血液脳関門に特殊な輸送タンパク質が存在しており、これを利用して血管から脳内に入ることができます。よって、脳内のセロトニンを増やすには、材料となるトリプトファンの摂取が重要になります。

図5-6　トリプトファンとセロトニンの構造

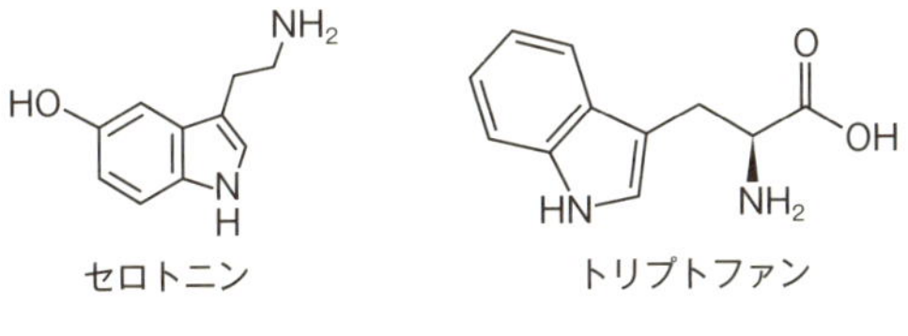

セロトニン　　　　　トリプトファン

第5章 食品が神経伝達物質に与える影響

　トリプトファンは、必須アミノ酸と呼ばれ、私たちが生きていくうえで欠くことのできない重要な物質です。それにもかかわらず、私たちの体内では、トリプトファンを合成することができません。十分量のセロトニンを脳内で作り出すためには、必ずトリプトファンを食事で摂取する必要があるのです。

　トリプトファンは、タンパク質を構成するアミノ酸の仲間です。タンパク質を含む食品を食べれば、その中にはある程度のトリプトファンが含まれています。しかし、どんなものからトリプトファンを摂取するかによって、その効率は大きく異なります。大豆は一般に畑の肉などと呼ばれるものの、植物性の食品タンパク質中に含まれるトリプトファン量は多くありません。牛肉や豚肉、乳製品には多く含まれています。

　食事制限によるダイエットを行っている人は、肉類の摂取量を減らすことが多いようです。その場合、身体がトリプトファン不足になることもあり、それが原因で脳内セロトニンが減少している可能性も否定はできません。セロトニンは、体内時計や睡眠、全身の恒常性も調節していますので、セロトニンの不足は、気分が落ち込むだけでなく、生命維持の根幹に関わる部分に影響を及ぼしかねません。食事制限が、精神衛生上あまりよくないといわれるのは、これらが理由です。私たちがときとして「肉を食べたい!」と思うのは、全身を活性化させ心身ともに健全な状態を保つために必要な神経伝達物質が不足していることを警告しているのかもしれません。

　ちなみに、サンスクリットで幸福をもたらす物質という意味の「アナンダミド」という脳内麻薬があります。これは、牛肉や豚肉に含まれる脂肪成分のアラキドン酸から脳内で作り出されます。肉を欲するのは、本能的に幸福感を求める仕組みなのです。

図5-7 アナンダミドとアラキドン酸

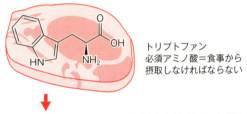

図5-8 肉とトリプトファン

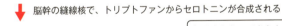

トリプトファン
必須アミノ酸＝食事から
摂取しなければならない

↓

吸収分解により、肉のタンパク質からトリプトファンが取り出される

↓

トリプトファンが血液の流れに乗って、血液脳関門を通過し、脳内に入る

↓ 脳幹の縫線核で、トリプトファンからセロトニンが合成される

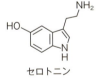

セロトニン

・覚醒状態の維持
・交感神経の活動
・筋肉の活動
・疲労回復
・元気が出る

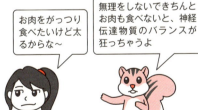

お肉をがっつり食べたいけど太るからな〜

無理をしないできちんとお肉も食べないと、神経伝達物質のバランスが狂っちゃうよ

セロトニンは、脳内で合成する以外に手に入れる方法がありません。そのための材料を入手するには、肉が最も効率がよいのです。

第5章 食品が神経伝達物質に与える影響

5-4 唐辛子がやめられない（カプサイシン）

　テーブルに唐辛子があれば、出てきた料理すべてに唐辛子をかけて食べる人たちがいます。唐辛子の辛み成分は、「カプサイシン」という化学物質です。カプサイシンは、ナス科トウガラシ属の果実に多く含まれます。

図5-9　カプサイシンの形

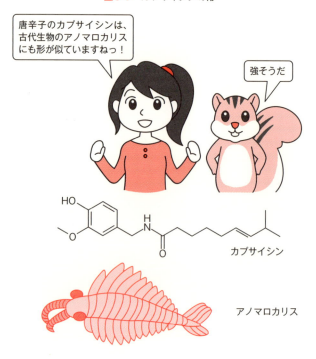

カプサイシンの構造を見ると、形がなにかに似ているように見えます。ベンゼン環と呼ばれる六角形の構造から2本の角のようなものが生え、その後ろには細長く胴体が続き、末端に2つに割れたしっぽがついているように見えます。まるで龍踊りで担ぎ上げられる龍や、あるいは古代生物「アノマロカリス[注4]」のようで、形からして、見るからにおどろおどろしい姿をしています。

　辛み成分ですので、神経伝達物質ではありませんが、ニューロンに大きな影響を与え、間接的に神経伝達物質の挙動を操っています。

　カプサイシンは、感覚神経終末の「TRPV1チャネル」を活性化します。これによって細胞外のカルシウムイオンとナトリウムイオンが細胞内へ流れ込み、電気信号を発生させ、脳に灼熱感を伝えます。

　「TRPV1チャネル」は、カプサイシン受容体であると同時に温度受容体でもあり、カプサイシンと結合するか、42度以上の熱刺激を受けることによってイオンチャネルが開き、辛さと熱さ（科学的には痛み）を発生させます。

　「TRPV1チャネル」の働きは、カンフルやメントールで抑制されることが分かっています。

　カプサイシンが吸収されて血中に入ると、副腎からのアドレナリン分泌を促進し、発汗やエネルギー代謝などを促します。

　また消化管の感覚神経の「TRPV1チャネル」は、カプサイシンによって胃酸分泌を抑制し、胃粘膜を保護します。

　感覚ニューロンの「TRPV1チャネル」は、カプサイシンにより活性化されると、カプサイシンの辛み（痛み）をさらに増強します。

　「TRPV1」の活性化は、連鎖反応的に別の痛み発生イオンチャネル

注4　約5億年前の古生代カンブリア紀に、食物連鎖の頂点にいた捕食性動物です。体長が1mに達する種もあり、当時の海の王様として君臨しましたが、あるとき突然子孫を残すことなく絶滅しました。現在の生物のどれにもつながっていないと考えられています。

である「アノクタミン1」の活性化を誘発します。そのため、痛みをさらに増強することが、最近の研究によって明らかになっています。

その仕組みは、次のようになっています。

カプサイシンがイオンチャネルを活性化すると、ニューロンでは細胞外から細胞内へカルシウムイオンが流入します。通常はこれによって電位差が発生するわけです。

しかし、唐辛子の場合は、さらにひと味違います。カプサイシンの刺激によって、ニューロン内のカルシウムイオン濃度が上昇すると、細胞膜にある「アノクタミン1」が細胞内の塩素イオンを細胞外に放出し始めるのです。

ニューロン内の電位は、静止状態が-70mVで、活性化状態が+30mVです。

マイナスの塩素イオンが細胞内から流出すると、静止状態のときマイナスを保っていたマイナスの電荷が抜けますので、相対的に細胞内のプラス度合いは高くなり（活性化）、結果としてニューロンの興奮にブーストがかかります。

これが、唐辛子を食べたときの常識はずれの灼熱感の原因だと考えられています。

ちなみに、実験的に「アノクタミン1」のチャネル作用をブロックすると、唐辛子の灼熱感が軽減されるようです。

ひょっとすると、唐辛子が苦手な人は「アノクタミン1」の活性が高く、唐辛子をいくら食べても平気な人は「アノクタミン1」があまり機能していないのかもしれません。

図5-10 カプサイシンの作用

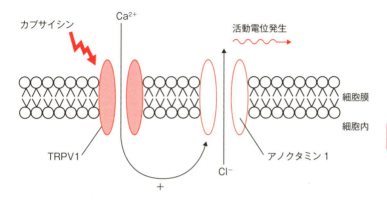

唐辛子のカプサイシンは、神経伝達物質ではありませんが、感覚神経のTRPV1というカルシウムイオンチャネルを刺激して開かせる作用があります。TRPV1が開くと、カルシウムイオンがニューロンの内部に流入し、隣接するアノクタミン1という塩素イオンチャネルに作用します。アノクタミン1は、塩素イオンを細胞外に放出します。プラスのイオンが流入し、マイナスのイオンが放出されるという相乗効果によって、強烈な活動電位が発生します。

5-5 神経活動コントロールイオン（塩）

　健康診断を受けると、よく「塩分のとりすぎに注意しましょう」といわれます。そんなに塩は、悪者なのでしょうか。

　塩は、科学的にいえば塩化ナトリウム、つまり塩素（Cl）とナトリウム（Na）が結合した物質です。水に溶けた状態では、それらの原子が離ればなれになってイオンになります。イオンと聞いて、ここまで読み進めてきた読者ならピンとくるかもしれません。そう、これらのイオンは、神経伝達と切っても切れない関係にあります。

　受容体が神経伝達物質を受け取ると、細胞膜にあるイオンチャネルが

開き、細胞膜の内外のイオンを出し入れします。それにより細胞内のイオン濃度は変化します（電位変化）。細胞内の電位は、普段はマイナスに保たれています（静止状態）。なにかの刺激により細胞内へのナトリウムイオン（Na^+）の流入が起こると、細胞内はプラス電位に変化し、ニューロンは興奮します（脱分極）。逆に、塩素イオン（Cl^-）が流入すると、細胞内はマイナス電位に変化し、ニューロンの興奮を抑制します（過分極）。

つまり、塩（NaCl）は、全身のあらゆる機能を適切に、しかも高いレベルで制御するために欠くことのできない食品なのです。もちろん、大量に塩を食べても、頭がよくなったり、反射神経がよくなったりするわけではありません。

普段何気なく調味料として使用している食塩も、ラットを使った実験では、体重1kg当たり3gの食塩を食べさせると5割の確率で死ぬことが分かっています。人間でいえば、スモールサイズのステーキ1枚分の食塩を食べると、非常に高い確率で死亡することになります。塩分は生存に必須ではありますが、適度な摂取が大切です。

第6章 神経伝達物質やその受容体に作用する薬

ドパミンが必要だね

最近、元気がでないな

体の調子がよくないとき、神経伝達物質とその受容体の関係はどうなっているのでしょうか？
この2つの作用の仕組みが理解できれば、2つの関係を強めたり弱めたりして体調をコントロールできます。

6-1 抗うつ薬

うつ病になると、感情に障害が発生して無感動になり、物事を深く考えることができなくなります。作業に取り組まなければならないという気持ちはあるものの、おっくうに感じて作業できなくなったりします。

日内変動を伴って、午前中は身体を動かす気になれず、午後から夕方にかけては比較的普通の気分に戻る患者もいます。

うつ病の病因はよく分かっていませんが、モノアミン仮説という考え方があります。シナプス間隙の神経伝達物質モノアミンが少なくなっているために、十分な量の情報が伝達されないことがうつ病の原因であるとする考え方です。モノアミンは、構造的共通点をもついくつかの神経伝達物質の総称です。うつ病に関係しているモノアミンは、ノルアドレナリンとセロトニンであると推定されています。

図6-1　ノルアドレナリンとセロトニンの構造

ノルアドレナリン　　セロトニン

ノルアドレナリンが、モノアミン神経系で適切に機能することによって、私たちの意欲ややる気が生み出されています。

抗うつ薬の役目は、シナプス間隙のモノアミン量を増やす点にあります。神経終末には使用済みの神経伝達物質をシナプス間隙から回収す

る仕組みがあります。その回収過程を妨害し、ニューロンから放出されたモノアミンをそのままシナプスにとどまらせることによって、モノアミンを増やせます。こういった作用をもつ薬が「モノアミン再取り込み阻害薬」です。

図6-2　抗うつ薬の作用メカニズム

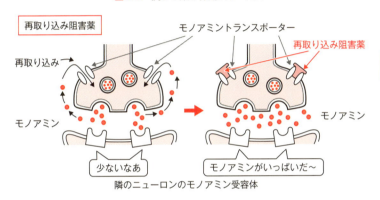

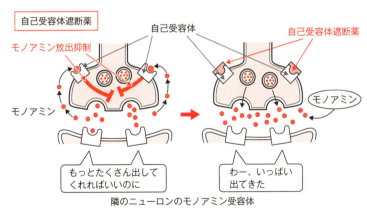

抗うつ薬には、モノアミン（ドパミン、ノルアドレナリン、アドレナリン、セロトニン、ヒスタミンなど）の除去を妨害する再取り込み阻害薬と、モノアミンの放出抑制を解除する受容体遮断薬があります。

どのモノアミンの再取り込みを阻害するかによって、効果が違います。たとえば、ノルアドレナリンの再取り込みを阻害すると、意欲減退に効果があり、やる気が出ます。また、セロトニンの再取り込みを阻害すると、落ち込みをなくし、不安感の解消に効果があります。セロトニンの再取り込みだけにしか作用しないものを、特に「選択的セロトニン再取り込み阻害薬」といい、副作用が少なくて効果が強いのが特徴です。

シナプス間隙のモノアミン量を増やすもう1つの方法は、シナプスからの放出量を増やすという方法です。たとえば、ノルアドレナリンの放出量を増やす$α_2$遮断薬という薬があります。ノルアドレナリンの放出量はノルアドレナリン自身が制御しています。ニューロンから放出されたノルアドレナリンの一部は、シナプス前膜の$α_2$受容体に結合します。すると、ニューロンが「シナプス間隙にはノルアドレナリンが十分あるみたいだから放出をやめよう」と判断します。そこで、$α_2$遮断薬の登場です。この遮断薬で$α_2$受容体にノルアドレナリンが結合できないようにし、ニューロンに「まだノルアドレナリンが足りないみたいだから、がんばって放出しよう」と誤解させるのです。これによって症状が改善します。

抗うつ薬は時代とともに新しい薬が開発されており、最新の抗うつ薬は、2000年に発売された第4世代[注1]の抗うつ薬「ミルナシプラン」です。ミルナシプランは、「セロトニン・ノルアドレナリン再取り込み阻害薬」（SNRI）で、セロトニンとノルアドレナリンの再取り込み阻害作用をもち、セロトニンとノルアドレナリンの両方ともを増やします。さらに、モノアミン受容体だけを選択して作用し、脳内のほかの受容体にはほとんど作用しない医薬品です。そのため、脳内のシナプス間隙における2つの神経伝達物質の量が増加します。セロトニンの増加は不安を軽減させ、ノ

注1　第4世代：抗うつ薬の世代は、第1世代が三環系抗うつ薬、第2世代が四環系抗うつ薬、第3世代が選択的セロトニン再取り込み阻害薬、第4世代がセロトニン・ノルアドレナリン再取り込み阻害薬とされています。

ルアドレナリンの増加は低下した意欲を改善します。飲んだあとの不快感、鎮静作用が少なく、心血管循環器系への副作用も低減されています。悪心などの副作用は若干残っていますが、旧世代の薬品よりも軽減されています。また薬の効果の立ち上がりが早いことも好まれる特徴です。

　ミルナシプランに続くSNRIとして、さらに効果の高い「デュロキセチン」や「ベンラファキシン」があります。

図6-3　第4世代抗うつ薬の作用メカニズム

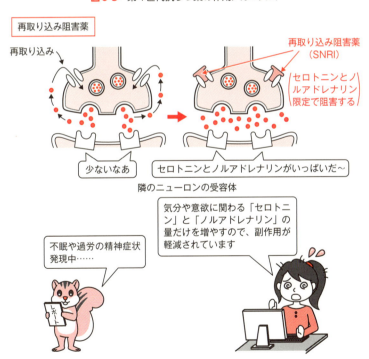

第4世代抗うつ薬SNRIは、セロトニンとノルアドレナリンに限定して作用するため、従来の抗うつ薬に比べて副作用が少ないとされています。

6-2 抗てんかん薬

てんかんは、遺伝的原因や外因によって発症する慢性的な脳疾患で、てんかん発作[注2]を繰り返します。小児と老人に多い病気で、日本人の有病率は200人に1人です。脳に病変が生じた場合の治療は困難です。発作は、抗てんかん薬で抑えられます。

発作は、ニューロンの過剰な活動によって起きます。したがって抗てんかん薬は、前述の抗うつ薬とは逆に、神経伝達物質を減らす作用が必要となります。抗てんかん薬のターゲットとなる神経伝達物質は、グルタミン酸です。

てんかんでは、グルタミン酸が神経終末から異常放出されており、必要以上のグルタミン酸が受容体に結合してしまいます。グルタミン酸の放出は、ナトリウムイオンが細胞内に流入することがきっかけで起きます。そこに追い打ちをかけるようにカルシウムイオンの流入があり、グルタミン酸の受容体を活性化します。

ナトリウムイオンまたはカルシウムイオンの流入を抑制するのが、「電位依存性ナトリウムイオンチャネル遮断薬」や「カルシウムイオンチャネル遮断薬」と呼ばれる薬です。イオンの通り道をブロックすることによって、グルタミン酸の放出量を減らし、ニューロンの異常反応を抑制します。

抑制系を強化するGABA系の治療薬は、考え方が2通りあります。1つ目は、GABAとGABA受容体の親和性を高めて、GABA神経の機能を強化します。GABA受容体上のベンゾジアゼピン受容体を介して作用するため「ベンゾジアゼピン受容体作動薬」といいます。

[注2] てんかん発作：てんかん発作にはいろいろな種類があり、意識喪失を伴う全身けいれん、短時間の意識消失、全身脱力などが多く見られる症状です。

図6-4 てんかんの状態と抗てんかん薬の作用メカニズム

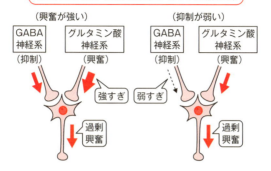

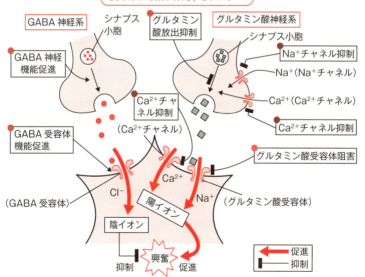

てんかんにおける末梢神経の過剰な興奮は、中枢側の興奮が強すぎるか、抑制が弱すぎることが原因です。そのため、抗てんかん薬の作用としては、興奮を抑える作用と抑制を強化する作用の両方が考えられ、作用メカニズムが多様で複雑になります。

2つ目は、抗うつ薬と同様の考え方で、使用済みのGABAが分解処理されることを妨害するもので、「GABA分解酵素阻害薬」といいます。

6-3 抗パーキンソン病薬

パーキンソン病は、中脳の黒質のニューロンが神経変性する病気です。脳内のドパミン量が減少することで起こると考えられ、人口1000人に1人程度の割合で発症します。

初期症状として、静止時振戦という手の震えがあり、やがて筋肉が固く収縮したり、身体の動きが鈍くなったり、姿勢の維持や運動において身体の平衡が保てなくなったりします。これらはパーキンソン病の四大症状と言われます。

パーキンソン病といえば、身体が動かなくなる病気という印象が強いのですが、それはパーキンソン病の一側面です。そのほかの症状として、においに関する感覚が異常になったり、便秘になったり、認知障害が出たりもします。

発症の原因は不明です。患者の脳ではドパミンニューロンが失われることでドパミンが減少し、相対的にアセチルコリン量が増大しています。アセチルコリンは、神経を興奮させる神経伝達物質ですので、それが相対的に増加することで、ニューロンが異常に興奮し続け、手がブルブルと震え続けるわけです。

パーキンソン病治療薬のターゲットとしては、不足しているドパミンを増加させたり、アセチルコリンの作用しているニューロンの興奮を抑えたりすることが考えられます。いずれにしても、パーキンソン病を根本から治

療することはできません。

ドパミンを増加させれば症状は抑えられますので、患者の生活の質は向上します。考えられる手法は、外部からドパミンを投与することです。しかし、ドパミンを飲んだり注射したりしても、脳は血液脳関門で守られていますので、ドパミンはそこを通過することができません。一方、ドパミン合成の材料であるレボドパは、血液脳関門を通り抜けて脳に入ることができます。レボドパを投与すれば、レボドパは脳内で、レボドパ脱炭酸酵素によりドパミンに変換されます。

図6-5 レボドパの構造

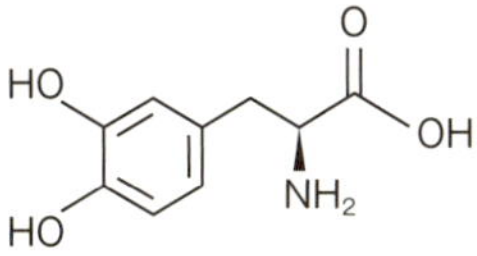

レボドパ

レボドパ脱炭酸酵素は脳以外にも存在するため、投与したレボドパは、脳に到達する前にもドパミンに変換されます。経口投与したレボドパのうち、脳内に移行できるのは約1%です。この効率を上げるために、レボドパ脱炭酸酵素阻害薬を使います。

ドパミンは、ドパミン受容体と結合します。ドパミン受容体を刺激して活性化すれば、ドパミンの伝達促進が期待できます。この効果を狙ったものがドパミン受容体刺激薬です。

レボドパとドパミン受容体刺激薬を一緒に使えば、レボドパの副作用を抑えたり遅らせたりすることもできます。

また、相対的に増えているアセチルコリンの作用を抑制する薬も効果が期待できます。この薬は、抗コリン薬と呼ばれます。

図6-6　レボドパの作用メカニズム

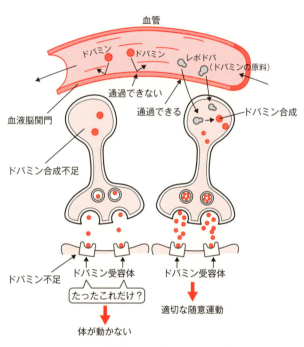

パーキンソン病は、ニューロンでドパミンを合成できなくなって発症します。脳には血液脳関門があるので、ドパミンを直接補充できません。そのため、前駆物質のレボドパを補充し、脳内でドパミンに変換することでドパミンの作用を増強します。

---

column

パーキンソン病の新診断方法

　メキシコのサン・ルイス・ポトシ州ウアスルプ自治大学中央病院の医師らが、皮膚に発生した異常タンパク質を測定することによって、アルツハイマー病とパーキンソン病の診断ができる可能性を示す臨床研究の結果を発表しました。アルツハイマー病患者20例、パーキンソン病患者16例、ほかの疾患による認知症患者17例、健康な人12例の皮

膚を比較した研究です。その結果、アルツハイマー病患者とパーキンソン病患者の皮膚では、患者の脳に生じている異常タンパク質である「タウタンパク」と「αシヌクレイン」の量（濃度）が通常の7〜8倍高いことが分かりました。医師らによると、受精卵から人間が発生する過程において、皮膚は脳と同じ由来の組織から分化して形成されることから、ニューロンと同様に、異常タンパクの蓄積が観察できるかもしれないと考えたということです。

すぐに実用化につながるものではありませんが、存命中の患者を対象とした今回の研究で、皮膚による診断の可能性が確認されたことは大きな進歩です。これまでは死んだ患者から脳組織を取り出して診断しなければなりませんでした。

これらの精神疾患は、長い時間をかけて症状が進行し、気づいたときには手遅れになっていることがほとんどです。もし、皮膚で診断することができれば、悪化する前にその兆候を発見し予防治療を行えます。

6-4 統合失調症治療薬

統合失調症は、妄想や幻覚、引きこもりなどが複合的に発生する精神疾患です。青年期に発症することが多く、うつ状態や軽い記憶障害などを伴うこともあります。かつては早発性痴呆と呼ばれていたこともありますが、必ずしも痴呆は伴いません。その後、その複雑な症状から精神分裂病という名前で呼ばれたこともありますが、2002年以降は統合失調症といいます。

発症する原因はよく分かっていません。一卵性双生児の場合、片方が発症すると、もう片方が発症する確率はおよそ5割です。遺伝子が関わっていることは明らかですが、親子の遺伝はありません。なんらか

の発症しやすい遺伝子パターンをもった人が、社会的ストレスなどにさらされると発症するきっかけになると考えられています。

統合失調症の症状の治療は、二律背反の関係にあります。妄想や幻想は、ドパミンが過剰なために起こるので、ドパミン受容体を遮断することによって症状を改善することができます。一方、引きこもりのような行動は、ドパミンが逆に低下していると考えられています。

妄想や幻想といった統合失調症の陽性症状は、中脳辺縁系のドパミンだけが過剰になって起こり、ほかの部位でのドパミン量は正常なのです。そのため、すべての部位でドパミン量を抑制してしまうと、正常量のドパミンも抑制してしまいます。すると、パーキンソン症候群のような副作用を生じます。

ドパミン神経系は、セロトニン神経系によって抑制されます。そこで、セロトニンが受容体に結合することを妨害すれば、ドパミン神経の抑制が抑えられるので、ドパミンの分泌が促進され、引きこもりなどの陰性症状が改善します。

統合失調症は、陽性症状と陰性症状の複合体ですので、セロトニンとドパミン両方の神経系のバランスを正常に戻す薬剤があれば、両方の症状を改善できます。

このような複雑なメカニズムで発症している統合失調症をバランスよく適切に治療するため、ドパミンシステムスタビライザー[注3]と呼ばれる医薬品が開発されています。この薬は、部分作動薬という新しい機能をもち、従来の薬よりゆるやかな鎮静作用をもち、過剰な抑制を起こしにくくなっています。つまり、副作用を抑えながら、陽性症状も改善させるように働くのです。

注3 ドパミンシステムスタビライザー:ドパミンパーシャルアゴニスト(部分作動薬)という作用機序をもつ薬です。一般名はアリピプラゾール(商品名エビリファイ)といいます。

6-5 認知症治療薬

　認知症は、脳の異変が原因となって、記憶や判断力、理解力、言語、感情などの知的、精神的活動が失われ、日常生活に支障をきたす疾患です。脳の異変は自然治癒しませんので、認知症が一度発症すると完全には元に戻らないケースがほとんどです。かつて認知症は痴呆と呼ばれていましたが、2004年以降は患者に対する差別的な見方を改めるために認知症に呼称が統一されました。

　医学における認知症は、脳の異常箇所の違いや症状による違いに応じてさらに分類されています。現在は認知症のメカニズムの違いによって、アルツハイマー病、レビー小体病、パーキンソン病、ハンチントン病などに分類されています。さらに、血管のトラブルに由来する認知症や、事故による外傷由来のもの、違法薬物使用に由来するものなども存在しています。

　アルツハイマー型認知症患者では、脳細胞の外部にアミロイドβという異常なタンパク質が沈着し、ニューロンの内部にタウタンパク質が蓄積することで、脳のニューロンそのものが変性して脱落し、脳が萎縮していきます。アセチルコリンを分泌するニューロンが失われるため、十分な情報伝達ができなくなり、学習や記憶に関する機能が低下します。

　映画「花いちもんめ注4」では、かつて優秀な大学教授だった主人公が、徐々に物事が分からなくなり、やがて凶暴化、徘徊老人化していく過程が詳細に描写されています。当時はまだアルツハイマー病に関する

注4　花いちもんめ：1985年に公開され、千秋実さんがアルツハイマー病を発症した考古学者を熱演しました。日本アカデミー賞最優秀作品賞受賞。

科学的研究がそれほど進んでおらず、治療薬のアリセプトもまだ世の中に存在していませんでした。映画で演じられる病状の表現が、まさに次々とアセチルコリン神経系が脱落していく過程です。

進行速度は人によって異なりますが、新しいことが覚えられなくなったり、年月日が分からなくなったりし始めた10年後くらいには、肉親が誰かも分からなくなってしまいます。

アルツハイマー病の治療薬として最も有名なのは、日本の製薬会社であるエーザイ株式会社が開発したアリセプトです。アルツハイマー病の原因ははっきりしないものの、症状としてアセチルコリンの機能が不足しているのは明らかなので、それを補充してあげるという発想で開発されました。「アセチルコリンエステラーゼ阻害薬」といわれます。

シナプス間隙で用済みになった神経伝達物質は、分解されたり、ニューロンに取り込まれたりして除去されます。アリセプトは、アセチルコリンを分解除去するエステラーゼ（分解酵素）の働きを妨害することによって、放出されたアセチルコリンをシナプス間隙に長時間とどまらせ、患者がもつ少ないアセチルコリンを有効活用しようとするものです。

この薬剤は、アルツハイマー型認知症患者の認知能力を回復させることはできませんでしたが、放置すれば確実に進行していく認知症において、その進行速度を遅くさせる効果が得られました。

次々に失われていく認知機能と、やがて現れる徘徊などの症状は、患者だけでなく介護する家族にも大きな負担を強いるものです。当時、アセチルコリンエステラーゼ阻害剤は、アルツハイマー型認知症の進行を遅らせる作用をもつ唯一の医薬品でした。それによって、家族と患者に残されたわずかな時間を延長させることができたため、世界中で爆発的に使用されました。

図6-7 アセチルコリンエステラーゼ阻害薬の作用メカニズム

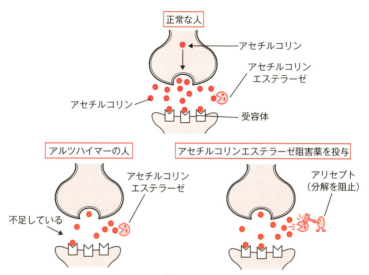

アリセプトは、アセチルコリンの分解を抑制することで、アセチルコリンの濃度を上げる

◎正常な人……アセチルコリンは、神経終末からシナプス間隙に放出されます。このアセチルコリンは、隣のニューロンのアセチルコリン受容体でキャッチされ、情報伝達が行われ、記憶の形成などにつながります。シナプス間隙の余剰のアセチルコリンは、アセチルコリンエステラーゼ（アセチルコリン分解酵素）が分解処理します。

◎アルツハイマー病患者……ニューロン内のアセチルコリン合成能力が低下して、シナプス間隙に放出されるアセチルコリンが減っています。その一方で、アセチルコリンエステラーゼの機能は正常なので、シナプス間隙のアセチルコリン量が非常に少なくなり、情報伝達がうまくいきません。

◎アセチルコリンエステラーゼ阻害薬を投与……シナプス間隙でアセチルコリンが分解されるのを防ぎ、隣のニューロンに到達するアセチルコリン量を増やします。

　アルツハイマー型認知症の原因については、研究の進展に伴ってさまざまなアイデアが出されています。脳にできる異常タンパク質のシミのような老人斑や、特殊なタンパク質アミロイドβを原因とする説が有力です。しかし、それらを駆除する医薬品を作って試してみても、思ったほど効果が見られていません。そのため、いまだ原因の核心には到達してい

ないと考えられ、精力的な原因究明の研究が進められています。

一方、脳の血管が詰まる、出血するなどのトラブルが原因で起きる認知症では、ニューロンに酸素と栄養を十分に供給できなくなることで、ニューロンが脱落し、認知機能に障害が発生します。その診断は難しく、脳血管障害を伴うアルツハイマー型認知症の場合も少なくないようです。脳血管で起こるトラブルで発症する認知症には、原因である脳梗塞や脳出血の治療（脳血管障害の再発防止）が行われます。認知症症状には、アルツハイマー型認知症と同じ薬で対応します。

---

column

アルツハイマー型認知症予防の可能性

認知症になる人は、本格的な発症の2〜3年前から徐々に記憶に障害が発生します。認知症を発症したあとでも有効な治療法は見つかっていません。したがって早期発見が重要です。

エーザイのアリセプト以降、アルツハイマー型認知症治療薬として膨大な物質数の特許が出されましたが、これといったものはまだ登場していません。まだ科学的に根拠が固められているわけではありませんが、どうもアルツハイマー型認知症は、その兆候が現れ始めたころには、すでに脳のニューロンが回復不能なほどダメージを受けた状態であるようなのです。そうなってしまうと、どんな薬を使っても脳の機能を回復させることは難しいのかもしれません。

現在、アルツハイマー型認知症発症予防薬の研究で注目されているのが、アルツハイマー型認知症を必ず発症する遺伝子変異をもった人々です。南米コロンビアで、アルツハイマー型認知症を必ず発症する遺伝子をもつ約5000人の家族集団が見つかりました。この人たちには共通の特徴的な遺伝子変異があり、その変異があると必ずアルツハイマー型認知症を発症します。この人々は、40代半ばごろには発症し、ひとたび発症するとその多くは40歳代で認識機能のほとんどを失ってしまいますので、それよりも若い段階からなんらかの治療を施

し、発症することなく50歳代を迎えることができるかどうかによって治療の効果を確認することになっています。ここでは、発症の10年も前にわずかな脳の変化をキャッチして、薬の効果を評価するという、今までどんな医者も行ったことがない診断を行わなければなりません。

現在、ラテンアメリカで行われているこのプロジェクトには、米国NIHなどから百数十億円が投じられています。

現在試験されているのは、モノクローナル抗体という薬です。モノクローナル抗体は、初期の軽度アルツハイマー型認知症患者においてわずかに回復の傾向が見出された唯一の薬であり、唯一の希望です。今、科学の力が試されています。

column

忘却のメカニズム

本書では記憶の形成と神経回路の関係について、私たちがなにか新しいことを経験すると、神経伝達物質のグルタミン酸が神経細胞から分泌され、新たな神経細胞やそれに付随するシナプス結合が作り出され、それによって神経回路が構築されて、経験が記憶として刻まれると説明してきました。つまり、記憶の形成は、神経回路の形成によってなされるものなのです。ではその逆に、神経回路が形成されるのは、記憶が形成されるときだけであるかといえば、それは誤りであることが最近の研究から分かってきています。

忘却は、記憶と同じくらい重要な脳の働きです。もし私たちがあらゆることを記憶していたら、過去の記憶に現在の判断が制限されたり、過去のいやな記憶に一生苦しめられ続けたりしなければなりません。それが疾患と診断されるのが、心的外傷後ストレス障害 (PTSD) です。

忘却のメカニズムはまだ完全には解明されていませんが、記憶を保持している神経集団 (特定の記憶痕跡=エングラム) の活動低下や、記憶同士を紐づけている海馬における特定回路の機能低下などで説明されてきました。最近では、神経細胞が新しく生み出されることも、忘

却のメカニズムの１つとして重要であることが分かってきました。

マウスを使った実験で、脳の海馬にある歯状回（しじょうかい）という領域で新たに神経細胞が生み出されることによって、能動的に忘却処理が行われていることが発見されました。これは、新たな神経回路が形成されることによって、それまで存在していた神経回路が妨害されて記憶が失われる、あるいは記憶が取り出せない状態になる可能性があるということです。

このような記憶の置き換えともいえる現象は、大人のマウスよりも子供のマウスで盛んに起きているようでした。実験結果によると、大人と子供のマウスに同じいやな経験をさせたところ、神経細胞の形成能が低下している大人は４週間もの間そのいやな記憶を保持していたのに対し、子供は１週間で忘れてしまったとのことです。そして、薬剤を脳内に注入することによって、神経細胞の分裂を1.5倍に活発化させたマウスでは、いやな記憶を通常の半分の期間で忘れてしまい、逆に、神経細胞の増殖速度を抑えたマウスでは、いやな記憶を保持している期間が長くなったという実験結果から、神経細胞の新生と忘却に密接な関係があることが推測されています。

6-6 重症筋無力症治療薬

運動神経では、筋肉などの末梢組織の接合部分もシナプスに似た構造になっています。ここでも神経伝達物質が、ニューロンから放出され、受容体に結合することによって、情報伝達が行われます。

重症筋無力症は、筋肉部に存在する受容体を、自分自身の免疫系が誤って攻撃して破壊する病気です。

神経伝達物質の受け取り役がいなくなるため、情報伝達に障害が発生します。そのため、筋力の低下が起こります。

中枢からの運動指令が適切に筋肉に届かないので、骨格筋がうまく動かなくなり、こわばりや疲労感が著しく、筋肉が脱力状態になります。

　重症筋無力症は、免疫系の誤動作による自己免疫疾患の1種です。免疫系は、がん細胞や体外から侵入した病原菌を攻撃するための武器として、抗体というタンパク質をもっています。抗体は、攻撃する対象ごとにすべて異なる種類が作られています。ときとして誤動作して自分自身の身体を攻撃します。

　重症筋無力症では、アセチルコリン受容体を攻撃する抗体や、神経伝達物質の原料となるチロシンに関係する酵素を攻撃する抗体などが知られています。

　発症率は1万人に1人で、女性では30歳から50歳代、男性では50歳から60歳代で多くが発症します。

　根本的な治療方法はまだ確立されておらず、なぜ自己抗体が作られるのかは分かっていません。発症の原因は筋肉部分ではなく、まず胸腺に異常が発生するともされています。

　自己免疫疾患ですので、免疫抑制剤によってアセチルコリン受容体が攻撃を受けることを防ぐ治療が行われます。アセチルコリンが不足しているという現象から、アセチルコリン分解酵素（アセチルコリンエステラーゼ）の働きを阻害して、アセチルコリンの量を増やす薬を投与します。

　ただ、いくら神経伝達物質（アセチルコリン）を増やしても、それを受ける受容体が壊れてしまっていては、どうすることもできません。

　そのため、症状が完全に抑えられる割合は20％以下でしかありません。

第6章　神経伝達物質やその受容体に作用する薬

図6-8　重症筋無力症

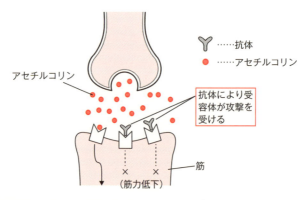

重症筋無力症は、神経伝達物質ではなく、その受容体が損傷する病気ですので、免疫抑制剤で受容体の損傷を防いだうえで、アセチルコリンエステラーゼ阻害薬などで神経伝達物質を増強します。

6-7　制吐薬

　嘔吐は病気ではなく、誤って飲み込んでしまった有害物を体外に排出する重要な生理的現象です。嘔吐においても、神経伝達物質が重要な役目を担っています。脳には、嘔吐をつかさどる嘔吐中枢という部位があります。この中枢に刺激情報が入ると、腹筋、横隔膜、胃などに、嘔吐せよという指令が出されます。お酒を飲みすぎて帰った夜、吐き気を催して夜中に目を覚まして苦しんだ経験のあるかたも多いと思います。

　薬や毒物が体内に入ると、脳幹にある化学受容器引金帯（CTZ）を刺激し、嘔吐中枢へ伝達されて嘔吐を起こします。CTZには、セロトニンやドパミンの受容体が存在します。そのため、セロトニン受容体やドパミン受容体への結合を阻止することで、嘔吐を止めることができます

（制吐薬）。

　嘔吐の際には、息苦しくなったり、血の気が引いたり、冷や汗がだらだらと流れたりすることもあります。それは、嘔吐中枢周辺に呼吸や血管の運動に関わる中枢も存在していて、それらが同時進行的に刺激を受けるためです。

　嘔吐は毒物を排出する重要な生体防御ですので、本来は嘔吐を抑制してはいけません。しかし、抗がん剤の副作用としての嘔吐や、乗り物酔いによる嘔吐は、神経伝達物質をコントロールする制吐薬によって制御することができます。

図6-9　嘔吐の仕組みと制吐薬

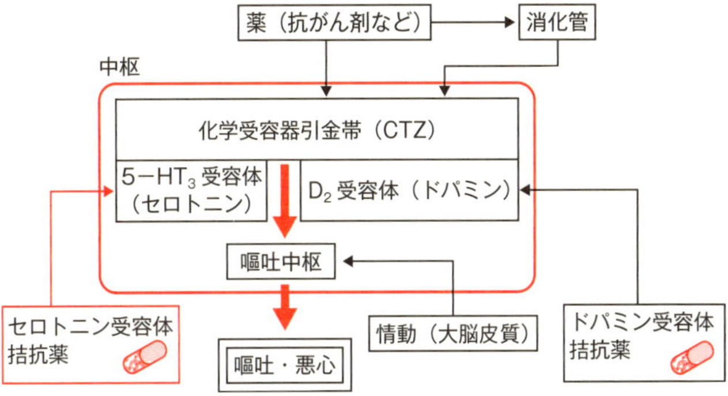

嘔吐は、中枢性の生体反応です。それを抑制するためには、嘔吐中枢に誤った嘔吐指令情報が伝わらないようにする必要があります。抗がん剤の副作用などで嘔吐を積極的に抑制する必要がある場合は、CTZや嘔吐中枢の受容体をブロックします。

　ある種の抗がん剤を投与すると、小腸粘膜細胞から神経伝達物質セロトニンが放出され、中枢につながるニューロンの末端にあるセロトニン受容体に結合します。すると、その情報が嘔吐中枢に伝えられて、嘔吐が発生します。この嘔吐を抑制するには、セロトニン受容体拮抗薬を

使います。

6-8 動揺病（乗り物酔い）

　乗り物に乗ったとき、自分の周辺がぐるぐると回転し始めたり、地面が揺れてふらふらするような感覚に見舞われ、めまいが発生したりすることがあります。これを動揺病といいます。自分の身体が予測した変化と景色の変化が異なる状況が続くことによって起こります。動揺病は、慢性的な疾患ではなく、身体の振動などが原因となる一過性の病的反応です。したがって、乗り物から降りるなどして原因がなくなれば自然に回復します。動揺病は、運動神経系と自律神経系の両方が複雑に関係した、神経伝達物質の関わる現象です。

　めまいの直接的な原因は、平衡感覚をつかさどっている三半規管が正常ではない刺激を受けることです。内耳の三半規管という部分には、リンパ液がたまっていて、平衡感覚においてとても重要な役目を担っています。揺れによってリンパ液が振動すると異常感覚が生じ、めまいや乗り物酔いが起きます。

　動揺病では、目からの情報と耳の平衡器官からの情報がバラバラになることによって、めまいと嘔吐が引き起こされます。したがって、それらの情報伝達を遮断すればよいことになります。そこで酔い止め薬は、平衡感覚に関わる神経から誤った情報が伝達されるのをブロックすることによって、脳の中の情報の整合性をとります。

　酔い止め薬の成分は、抗ヒスタミン作用をもつジフェニドールやメクリジンです。薬剤によっては、さらに抗コリン作用をもつスコポラミンが含ま

れます。抗コリン作用とは、アセチルコリンがアセチルコリン受容体に結合することを防ぐ作用です。これによって神経系の情報伝達が抑制され、嘔吐中枢への指令が抑制されます。

---

column

乗り物酔いの脳科学

　映画やテレビゲームなどのダイナミックな動きを含んだ映像を見ているときに、吐き気やめまいといった、乗り物酔いとよく似た不快感を経験することがあります。この症状は、映像酔いと呼ばれ、動揺病の1つと考えられています。映像酔いが発生する仕組みは明らかになっていませんが、有力な仮説として、眼球運動説と感覚矛盾説があります。

　眼球運動説は、視運動性眼振と呼ばれる反射性の眼球運動が原因であるという説です。映像で誘発された視運動性眼振が目の筋肉の異常な動きを引き起こし、その動きによって生じた神経信号が自律神経系を混乱させ、吐き気のような症状が現れると考えられています。

　一方、感覚矛盾説は、身体の動きを監視する三半規管などの情報と、目から入ってくる動きの情報とが矛盾するために、それらを脳の中でうまく統合できないことが原因であるというものです。本節の乗り物酔いの説明では、こちらの説を採用しました。

　fMRIの診断によると、映像酔いを起こしている状態では、右脳と左脳の活動に差が生じ、MT＋野というある特定の脳の部位で大きくアンバランスになることが分かっています。つまり、動画によって脳活動が左右で乖離しているということです。MT＋野は、映像の動きの検出だけでなく、映像酔いの前兆である目や身体の動きの制御や検出にも重要な脳部位です。

6-9 双極性障害治療薬

　双極性障害は、気分が異常に高揚する躁状態の病相と、逆に病的にうつ状態になる病相とが交互に周期的に現れるもので、躁うつ病[注5]ともいわれます。全く逆の脳内反応である躁とうつが交互に現れ、しかもその移行中間段階では、いたって正常な精神状態になります。

　治療薬（気分安定薬）の代表は、気分を安定させる作用がある炭酸リチウムです。今ではリチウムといって最初に頭に浮かぶのは電池ですが、リチウムは、異常な脳の興奮を抑えて気分を安定させる薬として、50年以上という最も古い歴史をもっています。しかし、なぜリチウム[注6]が双極性障害に効くのかは、つい最近まで分かっていませんでした。

　その謎が、2014年になり、日本の理化学研究所によって解明され始めています。これまで有力とされていた説は、リチウムが、ニューロン内のイノシトールモノフォスファターゼという酵素の働きを抑制し、イノシトールの産生を抑制する（イノシトールの働きを弱める）ことで、細胞内の情報のやりとりを調節しているという仮説です。これを検証するために、遺伝子操作によってイノシトールモノフォスファターゼの働きだけを抑えたマウス（イノシトール枯渇マウス）がどうなるのかを観察しました。その結果、この遺伝子操作マウスは、普通のマウスよりも行動が活発になり、サーカディアンリズムが延びることが発見されました。この行動パターン

注5　躁うつ病：ドイツの精神科医エミール・クレペリン（1856－1926）によって、統合失調症と並んで二大精神病と表現されました。この分類を行ったのは19世紀のことですが、現在でも大分類として間違っていないとされています。クレペリンは目が悪かったので病理標本の観察は苦手でしたが、患者と真摯に向き合って、病状から病気を分類し、精神科の優れた教科書を作成しました。後進の医師の育成にも熱心な科学者でした。

注6　リチウム：リチウムは、動物実験で興奮状態のモルモットを鎮静化させる物質として使用できることが発見されました。

の変化は、リチウムをマウスに投与したときにも同様に観察されています。両方のマウスの脳内で同じ現象が起きていることから、従来の仮説は正しいと結論づけられ、このことは科学論文誌[注7]に発表されています。

6-10 抗不安薬

　不安は、生きていくうえで危険を回避するために必要な感覚です。しかし、不安が病的になると、動悸、冷や汗、呼吸困難、血圧上昇などのさまざまな病状が現れ、日常の生活に支障が出てきます。これらの症状には、自律神経系と交感神経の神経が関わっています。病的な不安は、うつ病や統合失調症などと同じ症状になって表れます。

　抗不安薬（マイナートランキライザー）の主流は、ベンゾジアゼピン化合物と呼ばれる物質です。これは、過剰な指令を出している中枢系を沈め、睡眠誘導、抗けいれん、筋弛緩作用などによって全身性の症状を抑制します。ベンゾジアゼピン化合物は、ベンゾジアゼピン受容体に結合することによって、抑制系の神経伝達物質GABA（ガンマアミノ酪酸）の働きを増強し、脳の興奮を鎮めます。

　ベンゾジアゼピン受容体にベンゾジアゼピンが結合すると、GABA受容体の立体構造が微妙に変化して、GABAと結合しやすいように調節したり、イオンチャネルへの指令の度合いを調節したりする効果が得られます。その結果、GABAは神経系をより抑制するように働きます。GABA受容体にGABAが結合すると、細胞膜のイオンチャネルが開

注7　Journal of Biological Chemistry, 2014

放され、ニューロン内に塩素イオンが流入することによって膜電位が下がり、脳の興奮が抑制されます。

ベンゾジアゼピン系抗不安薬は、体内における薬の濃度の半減期の違いによって、短時間型、中間型、長時間型、超長時間型に分けられます。代表的な薬としては「ジアゼパム」や「クロルジアゼポキシド」があり、これらは古くから使用され続けているため安全性が高いといわれています。

ベンゾジアゼピン受容体を使わずに、抗不安作用を及ぼすものに、「セロトニン1A受容体作動薬」があります。「ベンゾジアゼピン」との違いは、薬物依存が生じにくいことです。代表的な薬は、セディール（タンドスピロン）です。

6-11 麻酔薬

麻酔薬とは、化学物質によって中枢神経系や末梢神経の細胞の反応を低下させる薬です。全身麻酔と局所麻酔があります。全身麻酔では、無意識、無痛、筋弛緩、反射の抑制という4つの状態が必要です。

麻酔薬の作用メカニズムについても、実はよく分かっていません。数ある説の中に、神経伝達物質の分泌が抑えられて、シナプスでの伝達が弱まるという説があります。そのほかの可能性としては、細胞のエネルギー産生を抑制するという説や、細胞内のプロテインキナーゼCという酵素を阻害するという説などがあります。

全身麻酔薬は、吸入麻酔薬と静脈麻酔薬に分けられます。

代表的な吸入麻酔薬であるイソフルランは、麻酔作用が強力で、効

果の立ち上がりも覚醒もすみやかです。さらに肝臓への負担も少なく、安全性も高いため、外科手術などで用いられています。作用のメカニズムは、まだ解明されていませんが、ニューロンの活動を抑制するGABA受容体を活性化しているものと推測されています。

代表的な静脈麻酔薬としては、チオペンタール、長短時間作用のプロポフォール（非ベンゾジアゼピン系によるGABA機能亢進）、ケタミン（意識を残す麻酔、NMDA受容体拮抗薬）などがあります。

局所麻酔薬は、投与した部位のニューロンの軸索でイオン化することによってイオンチャネルに結合し、ナトリウムイオンが軸索の内外を行き来できなくします。それによってインパルスによる興奮の伝達が途中で止まってしまい、鎮静されるため、麻酔状態となります。

column

テトロドトキシンの麻痺作用

フグ毒のテトロドトキシンには麻痺作用がありますが、これは、ナトリウムイオンチャネルと結合することでインパルスが起きなくなり、ニューロンの情報伝達を遮断することによります。

図6-10　テトロドトキシンの構造

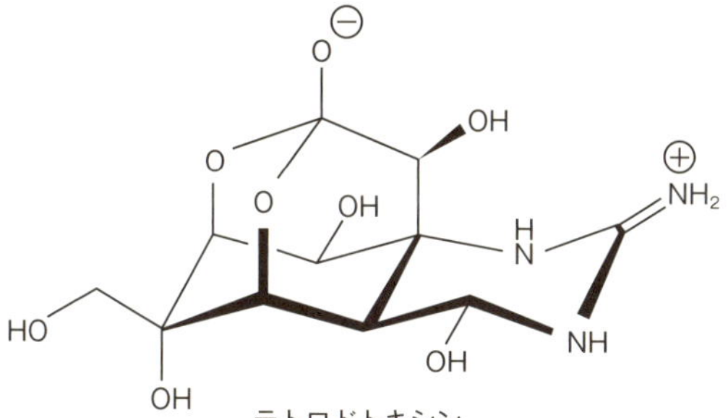

テトロドトキシン

> テトロドトキシンは、大きな箱のような立体構造をしているので、ワインボトルのコルクのように、ナトリウムイオンチャネルのイオンの通り道に立体的にぴったりとはまります。それによって、ナトリウムイオンの流入を止めます。一度イオンチャネルに結合したテトロドトキシンは、二度と離れることはありません。

6-12 筋弛緩薬

　筋弛緩薬は、筋肉の緊張を緩和する薬物です。筋肉そのものに作用して緊張を解きほぐす末梢性の薬物と、脳や脊髄に作用する中枢性の薬物があります。中枢性筋弛緩薬は、筋肉痛や筋緊張を和らげる目的で、整形外科やリハビリテーションで使用されています。

　運動神経と筋の接合部でアセチルコリンが放出されると、筋は収縮を起こします。筋弛緩薬は、運動神経から筋肉細胞に向かって放出されたアセチルコリンと競合して受容体に作用し、アセチルコリンによる情報伝達をブロックしたり、運動神経終末に作用してアセチルコリンが放出されることを妨害したりすることによって、筋弛緩を起こします。

　アセチルコリンの放出を抑える物質としてよく知られているのがボツリヌス毒素です。ボツリヌス毒素A型は、眼瞼けいれん、つまり自分の意思とは関係なくまぶたがピクピクする病気の治療にも用いられます。このメカニズムも先ほどと同様で、ニューロンから眼輪筋へのアセチルコリン放出を遮断して、筋肉の興奮を抑えます。

図6-11　末梢性筋弛緩薬の作用メカニズム

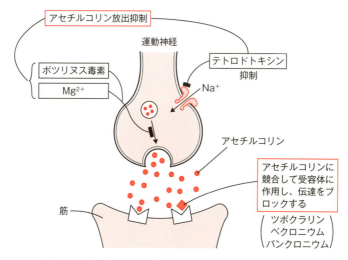

末梢性筋弛緩薬の基本的な作用メカニズムは、運動神経から放出されるアセチルコリンが筋肉に作用するのを妨害することです。そのため、アセチルコリンの放出を抑えたり、分解を促進したり、筋肉側の受容体をブロックしたりするなど、さまざまな仕組みの筋弛緩薬が開発されています。

6-13 アルコール依存症治療薬

　第5章で紹介したとおり、お酒に含まれるアルコールは、興奮と抑制の2つの神経伝達物質のバランスを崩す働きをします。

　飲酒は、GABA神経の作用を強くします（興奮抑制と脳機能の低下）。すると脳は、元に戻してバランスを保つために、GABA神経と逆の作用をするグルタミン酸神経を強くしようとします。一時的ならいいですが、飲酒が慢性的になると、このグルタミン酸神経を強くするスイッチ

が常に入ったままになります。その結果、イライラしたり、不安感が起きたりします。こうなると、それをなくすために、お酒を飲むことでGABA神経の作用を強く働かせ、グルタミン酸神経とのバランスをとろうとします。

これを繰り返すことで、お酒を大量に飲みたくなるのです。このレベルに達すると、酒が切れるとグルタミン酸神経が優位になり、手の震えやイライラという症状が出るアルコール依存症になります。精神的・言動的に問題が生じ、周囲の人に迷惑をかけても気にしなくなります。この病気になると、お酒を止めたときに、アルコール離脱症候群と呼ばれるけいれん発作や幻覚・幻触などが出現します。

アルコールの作用が神経伝達物質のバランスを破壊することは明確なので、アルコール依存症の治療薬のターゲットは、神経伝達物質のバランスを修正することになります。

アルコール依存症では、脳内の興奮性神経であるグルタミン酸作動性神経の活動が活発化しているので、グルタミン酸作動性神経の活動を抑制すればよいことになります。

そのため、神経伝達物質グルタミン酸の受容体の1つでもあるNMDA受容体を抑制します。このような作用をもつアルコール依存症治療薬が、アカンプロサート（レグテクト）です。イライラや不安を抑えますので、断酒を続けやすくします。NMDA受容体は、海馬に分布し、記憶や学習に関与しています。

嫌酒薬と呼ばれる薬は、アルコールを分解するアセトアルデヒド脱水素酵素の働きを阻害します。つまり、アルコールの分解経路を遮断するのです。それによって、体内に有害物質であるアセトアルデヒドが蓄積し、飲酒をすると著しい不愉快感に陥ります。

代表的な薬には、ジスルフィラム（ノックビン）やジアナミド（ジアナマイ

ド）があります。アルコール依存症患者に「お酒を飲む=気分が悪くなる」ということをすり込んで、患者が自主的にお酒から遠のくことを期待する治療法です。

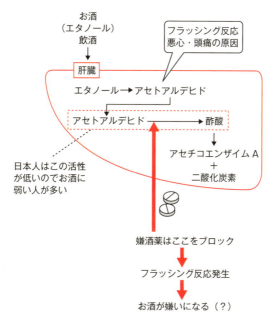

図6-12 アルコール依存症治療薬（嫌酒薬）のメカニズム

アルコール依存症治療薬（嫌酒薬）は、肝臓のミトコンドリアにあるアルデヒド脱水素酵素を阻害する薬です。それによって肝臓にアセトアルデヒドが蓄積し、フラッシング反応が起きます。お酒を飲むたびに悪心や頭痛が発生するので、患者は自主的にお酒を飲まなくなるというものです。なお、当然のことながら、嫌酒薬を使用していると、ブランデーチョコや奈良漬けでもフラッシング反応が起きてしまいます。

図6-13 アルコール依存症治療薬（アカンプロサート）のメカニズム

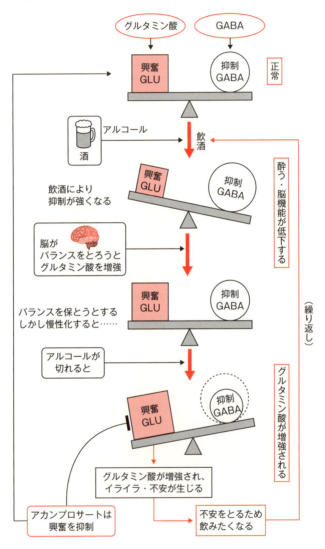

第7章

幸せの青い鳥はどこにいるか

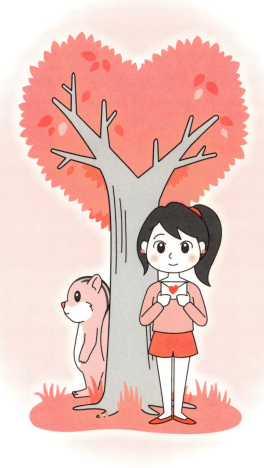

結局、私たちの心は、どのようにして生み出されているのでしょうか？
酵素の入った単なる袋が37兆個集まっただけの存在でしかない私たちなのに、脳のどこでなにが起きて、幸福やドキドキを感じるのでしょうか？

第7章 幸せの青い鳥はどこにいるか

7-1 神経系以外の体内情報ネットワークの発見

　生命現象のすべてを神経系の情報伝達で説明することは、まだできていません。メカニズムが謎の現象も多数あります。その一方で、神経系が人間にとって唯一の情報ネットワークではないらしいことが分かり始めてきました。分析装置の進歩によって、私たちの身体の中で細胞が互いにコミュニケーションをするときに通信手段として使用するタンパク質を大規模に解析したり、細胞間相互作用を可視化したりできるようになっています。

　多細胞生物は、細胞同士で役割を分担し、1つの生命を構成しているため、細胞間のコミュニケーション機能が重要です。細胞間の相互作用は、ニューロンと神経伝達物質を介して情報を伝えるほかにも、血液を介して情報を伝えるホルモンが知られています。そのほか、細胞と細胞の接触部分にある「穴」であるギャップ結合を介してのコミュニケーションなどもあります。しかし、この方法では隣の細胞としか連絡がとれません。

　これまでの生命科学は、「外国語を話しているときに脳はどの部分がどう活動しているだろうか」といった脳の機能に着目し、そのときの脳の活動を測定するような研究が中心でした。研究が難しいという問題もあり、細胞同士の相互作用の全体像を体系的に記述した報告はありませんでした。

　細胞同士の相互作用の網羅的な調査から見えてきたのは、全身のほとんどの細胞が、数十種から数百種もの相互作用を同時に行っている複雑な姿でした。これまで本書では、ニューロンから放出された神経伝達物質が別のニューロンの受容体に結合するという情報伝達を基本として解説してきました。しかし、どうもそれだけではない細胞間相互作用

が多数あるようなのです。まだ見つかっていないニューロンやホルモンなのかもしれませんが、表皮や免疫系、血液系の細胞を結びつける、ニューロン以外のなにかが観察されています。

7-2 幸福は脳のどこにあるの

　私たちの体の中では、複雑なネットワークが構築されています。私たちが感じる幸福は、そのネットワークの中のどこにあるのでしょうか。この点については、聞きとり調査とMRIによる客観的な画像診断を組み合わせた研究がヒントになりそうです。その研究の聞きとり調査では、幸福感に大きく関係しているとされる「人生の目的＝生きる意味」と、本人がどの程度現状に幸福を感じているかという主観的な幸福の度合いについて調査しました。

　人が感じている幸福度と脳の画像診断を組み合わせて解析した結果、脳の右半球にある楔前部という領域と幸福の大きさとの間に、相関が見つかりました。その脳領域が大きい人ほど、幸福感を覚えることが分かりました。この部分が大きいと、ポジティブな感情を強く感じ、ネガティブな感情を弱く感じるようです。幸福は、楔前部で感情的・認知的な情報が統合されることによって生み出される主観的経験であることを示唆しているデータです。

　脳内のニューロンの配線を調べると、楔前部には脳内のいろいろな部位から情報が集まるように配線されていることが分かります。幸福は、感情や認知などのさまざまな情報を統合して生み出されているのかもしれません。心という神秘的で壮大な概念が、脳の小さな一部分で生み

出されていると考えられるのです。科学で物事を探求するということは、見聞きする事象を単純化する過程にほかなりません。哲学者が何千年も悩み続けた心の問題も、最新科学や神経伝達物質の視点で見ると、意外とシンプルなメカニズムなのかもしれません。

7-3 人はなぜドキドキするのか（恋愛中の脳の活動）

脳の画像診断などの手法で、恋人の写真を見たときに活性化する脳の部位を調べたところ、反応を示す部位は、前頭葉の内側眼窩前頭野（ないそくがんかぜんとうや）および内側前頭前野（ないそくぜんとうぜんや）という2つの領域に限定されることが分かっています。この結果については、「私の彼女（彼）への想いは、脳の中のそんなところに局在しているはずがない。全身に熱くあふれているはずだ！」と立腹されるかたもおられるかもしれません。

図7-1 恋人の写真でときめく気持ちはここで作られる（幸福を感じる場所）

内側眼窩前頭野

内側前頭前野

恋人の写真を見たときに、ドパミン神経が活性化した領域がこの2カ所です。図の左側が顔面側になります。たった2カ所だけで、ときめきのドキドキは作り出されているのかもしれません。

一夫一婦制の動物であるハタネズミを用いた実験からは、報酬系のドパミンが、つがいを作る行動に重要な役割を果たすことが示されていま

す。人間においても恋人の写真を見たときには、大脳の特定の領域でドパミン神経が活性化することはすでに本書で紹介したとおりです。

また、恋人の写真を見たときの気持ちの高まりの強さと、内側眼窩前頭野でのドパミン神経の活性化レベルには、正の相関がありました。これは、これまで主観的だと思われていた恋愛感情を、客観的に測定可能なドパミン神経の活動という数値で表現できることを示しています。

さらに、恋人に覚えるドキドキ感は、多くのニューロンの反応に影響を与えることも分かってきました。たとえば、恋愛初期の情熱的な時期には、恋人の写真を見つめることで痛みが大きく軽減されることが、いくつかの研究で示されています。痛みを緩和する程度は、恋人への熱中度と明らかに相関しています。この仕組みに関連する領域では、セロトニンやドパミンが大量に放出されて神経が活性化される一方で、度を越して興奮しないように抑制系のニューロンがしっかりと監視し、必要に応じてGABAを放出してコントロールしています。

今後、神経伝達物質を1分子ずつ可視化できるようになれば、1個の神経伝達物質の誕生から分解までを追跡することによって、今よりいっそう明確に、そして数値的に分子レベルでの心の解明が進展するものと思われます。ただ、記憶や感情は、シナプスの間を神経伝達物質が行き来して神経回路を形成して……といわれても、正直いってピンときません。人のドキドキのきっかけは、もっと幅広くて、しかも、いつだれを前にしてドキドキするかは、人それぞれの過去の経験や失敗の記憶、将来への希望とも複雑に結びついているはずです。これからの研究で、このような複雑な人の感情と、ある意味とてもシンプルな神経伝達物質と受容体の結合を、1つずつ結びつけることができれば、未知なる最大のフロンティア「脳」の理解が進展するものと思います。

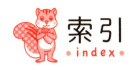

索引 index

●A
ATP 58, 150

●G
GABA 53

●N
NK細胞 124

●T
TRPV1チャネル 159

●あ
アストロサイト 26
アセチルコリン
　.........38, 51, 53, 56, 99, 129,
　170,176
アセチルコリンエステラーゼ
　阻害薬 99, 176
アセトアルデヒド 152, 192
アデノシン 149
アデノシン三リン酸
　............................ 58, 73, 150
アドレナリン 38, 55, 142
アナンダミド 156
アノクタミン1 160
アミノ酸 40
アミン 40
アラキドン酸 156
アリセプト 176
アルコール依存症 191
アルツハイマー型認知症患者
　.. 175
アルツハイマー病 99, 175
アンフェタミン 126

●い
イオンチャネル 33
インパルス 35

●う
うつ病 164
ウルバッハ・ビーテ病 131
運動神経 17
運動ニューロン 23, 133

●え
エキソサイトーシス 38
エタノール 152, 154
遠心路 18

索引 ●index●

●お
嘔吐 182
オリゴデンドロサイト 23

●か
覚醒剤 126
活動電位 33, 35
カフェイン 148
カプサイシン 158
かゆみ 30
感覚記憶 112
感覚神経 17
桿体細胞 65
ガンマアミノ酪酸 53, 104

●き
記憶 80, 106, 112
喫煙 128
ギャンブル 125
嗅覚受容器細胞 71
休憩 143
求心路 18
キレる 135
緊急事態 141
筋弛緩薬 190

●く
グリア細胞 26
グリシン 107
グルタミン酸 64, 104, 168

●け
血液脳関門 26
言語中枢 77

●こ
後悔 140
交感神経 56, 74
攻撃性 137
幸福 197
心 42

●さ
細胞体 21, 32
酒 152
サブスタンスＰ 38, 108

●し
自伝的記憶 117
シナプス 20
じゃんけん 86

重症筋無力症 180
樹状突起 21, 22, 32
シュワン細胞 23
小脳 80
自律神経 16, 17, 56, 74
自律神経失調症 76
神経終末 32
神経ペプチド 40

● す

髄鞘 25
錐体細胞 65

● せ

静止電位 33
セロトニン
 .... 57, 95, 136, 139, 155, 164
選択的セロトニン再取り込み
 阻害薬 166

● そ

双極性障害 186

● た

体性神経 17

短期記憶 81, 112
炭酸リチウム 186

● ち

中枢神経系 16
長期記憶 81, 112

● て

テトロドトキシン 189
てんかん 168
電気シナプス 89

● と

唐辛子 158
統合失調症 173
動揺病 184
ドパミン 57, 97, 119, 170
ドパミンシステムスタビライ
 ザー 174
トリプトファン 155

● に

ニコチン 128
ニコチン受容体 53, 100
ニューロテンシン 38, 109

索引 ●index●

ニューロン 20
認知症 175

●の
乗り物酔い 184
ノルアドレナリン
　............... 55, 92, 139, 164

●は
パーキンソン病 98, 127, 170
罰系 120

●ひ
ヒスタミン 102
一目惚れ 132

●ふ
不安 187
フォトグラフィックメモリー
　..................................... 116
副交感神経 56, 74

●へ
ベンゾジアゼピン 187

●ほ
忘却 179
報酬系 119
ボツリヌス毒素 190
ホルモン 55, 92, 142
ぼんやり 145

●ま
マイナートランキライザー
　..................................... 187
麻酔 188
末梢神経 16, 17

●み
ミクログリア 28

●む
ムスカリン受容体 ... 53, 56, 100

●め
メタンフェタミン 126
メルケル細胞 61

●も
モノアミン仮説 164

モノアミン再取り込み阻害薬
 165
モノアミン酸化酵素 138

●ゆ
有毛細胞 69

●ら
ランビエの絞輪 25

●れ
レボドパ 127, 171
恋愛 198

●わ
笑い 123

参考文献

中西貴之著『カラー図解でわかる細胞のしくみ』(SBクリエイティブ)

スティーブン・R・グッドマン編集『医学細胞生物学』(東京化学同人)

ハロルド・マギー著『マギーキッチンサイエンス』(共立出版)

医療情報科学研究所編集『薬が見える』(メディックメディア)

スーザン・グリーンフィールド著『脳が心を生みだすとき』(草思社)

理化学研究所脳科学総合研究センター編集『脳研究の最前線』(講談社)

生田哲著『脳と心をあやつる物質』(講談社)

ダニエル・D・キラス著『ヒトの生物学』(丸善)

エイドリアン・レイン著『暴力の解剖学』(紀伊國屋書店)

ベンジャミン・ルーイン著『ルーイン細胞生物学』(東京化学同人)

著者紹介

● **中西貴之**(なかにし　たかゆき)

1965年山口県下関市彦島生まれ。山口大学大学院農学研究科応用微生物学専攻修了。総合化学メーカー宇部興産株式会社で20年間新薬の研究に携わった後、現在は、世界各国の化学物質法規制対応に従事中。尊敬する科学者は、酢酸発酵工業化の父と呼ばれ俳人でもあった飴山實と、博物学者の南方熊楠。好きな作家は、スティーブン・J・グールドと赤川次郎。著書に「身体をめぐるリンパの不思議」「実はおもしろい化学反応」(以上、技術評論社)、「宇宙と地球を視る人工衛星100」(SBクリエイティブ)他。日本科学技術ジャーナリスト会議会員。

なぜ人はドキドキするのか？
―神経伝達物質のしくみ―

2017年 2月25日 初版 第1刷発行

著 者	中西貴之
発行者	片岡 巌
発行所	株式会社技術評論社
	東京都新宿区市谷左内町21-13
	電話 03-3513-6150 販売促進部
	03-3267-2270 書籍編集部
印刷・製本	港北出版印刷株式会社

定価はカバーに表示してあります。

本書の一部、または全部を著作権法の定める範囲を超え、無断で複写、複製、転載、テープ化、ファイルに落とすことを禁じます。

©2017 中西貴之

造本には細心の注意を払っておりますが、万一、乱丁（ページの乱れ）や落丁（ページの抜け）がございましたら、小社販売促進部までお送りください。送料小社負担にてお取り替えいたします。

ISBN978-4-7741-8693-1　C3047
Printed in Japan

- ●装丁
  中村友和（ROVARIS）
- ●本文デザイン
  トップスタジオデザイン室
  （徳田久美）
- ●イラスト
  トップスタジオデザイン室
  （阿保裕美）
- ●編集
  トップスタジオ（森下洋子）
- ●DTP
  トップスタジオ
  （野田玲奈、和泉響子）